3歳からできる視力検査
──眼のすこやかな発達のために──

監修 **湖 崎　　克**
日本小児眼科学会初代理事長
湖崎眼科前理事長・前院長

執筆 **髙橋ひとみ**
桃山学院大学法学部健康教育学分野教授

自由企画・出版

推薦のことば

　健康教育学の立場から子どもの目の働きの発達に関する研究に長年取り組んで来られた髙橋ひとみ教授が、この度、自由企画・出版から『3歳からできる視力検査』を出版されたので、ひと言推薦の弁を述べたい。

　この本には人間において重要な感覚の一つである視覚が子ども、特に乳幼児の時期に発達することの意義に注目し、もし正常に発達していない場合は適切な検査により発見し、速やかに眼科学的な診断と治療に結びつけ、その子の視覚発達を正常に近づけるように促す体制を整える必要性を解説している。元々は教育学を専攻されたお立場から、子どもが実はうまく見えていないために学習に支障があるのに、見逃され、場合によってはその子どもに学習能力がないと誤解されたり、いじめにあったりという例を出来る限り無くし、国民が等しく教育を受ける権利を保証することに寄与するために、健康診断における視力検査はどうあればよいかという研究からスタートしたと聞いている。

　本書においては、実に理路整然と子どもの眼の発達からその時々の適切な検査のあり方、現状の視力のスクリーニング（三歳児健康診査、幼稚園を含む学校の健康診断）の問題点を指摘し、自ら考案した適切な検査の方法を実際の調査結果を踏まえた上で、わかりやすく解説している。このような書籍は一般向けのものとしてはこれまでになかった。眼科医ではない研究者のお立場として、眼科医師の方々との密接な交流を背景に地域保健や学校保健の現場で活用しうる内容をこれほどまでに詳しく解説した書籍は極めて貴重である。地域の保健師や行政担当者はもちろん、乳幼児の保

育にかかわる保育士、看護師はじめ関係する職員、幼稚園教諭、養護教諭、その他幼稚園や認定こども園で幼児にかかわる職員にもぜひ読んでいただき、3歳からできる視力検査について理解を深めていただきたいと思う。

東京大学名誉教授
衞　藤　　　隆

監 修 の 弁

　この度、桃山学院大学 髙橋ひとみ教授の貴重な著書『3歳からできる視力検査』の監修をお引き受けすることになりました。ご指名を頂き大変な名誉だと思っております。

　本書は、単に啓蒙書であるのでなく、まず、視覚の構造と、それが成り立つ仕組みから書き起こされ、子供の視覚発達の重要性、その発達が阻害された弱視、それらを早期発見するための視力検査の在り方、視力スクリーニングの重要性をしっかりと述べておられます。小児眼科医としても、よくぞこれだけ調べられたと感服しております。

　さらに、髙橋先生の従来の主張である「近見視力」を測定する必要性を強く主張されていること、特に三歳児健康診査で両眼→右眼→左眼という検査手順、そしてランドルト環の切れ目を答えるのに、「ドーナッツたべたのだあれ？」という秀抜なアイディアには感嘆するばかりです。

　子供たちへの深い愛情に溢れた、髙橋先生のご労作をお勧めする次第です。

　　　　　　　　　　　　　　　　　　日本小児眼科学会初代理事長
　　　　　　　　　　　　　　　　　　湖崎眼科前理事長・前院長
　　　　　　　　　　　　　　　　　　　　湖　崎　　克

はじめに

　動物は安全に生きるために、視覚、聴覚、触覚、味覚、臭覚の五感を働かせて外界の情報を得ています。五感の中で最も情報量が多いのは視覚で、「眼からの情報は 80％」といわれています。

　人の生活に大切な「眼」のすこやかな発達のためには、生まれてから死ぬまで「眼の健康」に留意した生活をおくらねばなりません。この本では、その最初の関門である「幼児期の眼の健康」について考えました。

　幼児期の「眼の健康を守る」ためには、自覚的視力検査が可能になる 3 歳で視力検査を受けてほしいのです。3 歳での視力検査は、弱視の子どもを救済するために重要です。

　眼に異常や疾病があると、網膜上に「焦点を合わせる」ことができません。また、「焦点を合わせる」ことにより、眼から脳への視神経の回路が作られます。この視神経の回路の形成は、個人差はありますが、6 歳頃には終了します。視神経の回路ができていないと、脳は認識しません。

　視力の発達が終了する 6 歳頃までに発見し対処しなければ、眼鏡を装用しても一定以上の視力はでません。低年齢ほど治療効果は大です。早期発見・早期治療が重要です。

　ところが、幼児の視力検査は、時間がかかる、結果に信憑性がない等の理由により、大部分の幼稚園や保育所では実施されていません。三歳児健康診査においても、視力検査を健康診査会場で実施しないで、家庭に視標を配布し、保護者に委ねている自治体が多いのが実情です。

　そこで、教育現場や保育現場および幼児健康診査会場で視力検査を実施するために、短時間で信憑性のある簡易近見視力検査方法を考案し、検証してきました。

「ランドルト環」を「絵視標」に見立てる方法です。「かじられたドーナツ」に見立てたランドルト環（**C**）を、眼前 30 cm に提示する近見視力検査です（詳細は 65 ページ以下を参照）。

　この近見視力の検査方法について、引き続き検証を重ね、眼科医・小児科医の協力を得て、3 歳からできる幼児用近見視力検査方法を確立しました。全国の幼稚園・保育所および幼児健康診査において、この近見視力検査を実施するなら、早期発見・早期治療が可能になります。低年齢ほど治療効果は大きいので、3 歳で弱視を発見できれば、小学校入学までに弱視訓練を終えることができます。そうすれば、すべての子どもが視力不良による負担なく、義務教育を開始できます。

　すべての子どもが公平に義務教育を享受することができる社会を目指し、また、健康教育学分野の教育研究に携わる者として、研究成果を地域社会への還元として、この幼児用近見視力検査方法を考えました。この検査方法が普及することを願っています。

桃山学院大学法学部健康教育学分野
教授　髙橋　ひとみ

目　　次

推薦のことば ……………………………… 衞藤　隆 …… 1
監修の弁 …………………………………… 湖崎　克 …… 3
はじめに …………………………………………………… 5

第1章　眼の構造と視機能の発達

1　眼　の　構　造 ………………………………………… 11
　　1）眼　　　球 ……………………………………… 11
　　2）眼球付属器 ……………………………………… 16
2　視神経と見える仕組み ……………………………… 17
　　1）視　　　覚 ……………………………………… 17
　　2）視　　　路 ……………………………………… 18
3　子どもの成長と視力の発達 ………………………… 20
　　1）子どもの視力の発達 …………………………… 20
　　2）子どもの視力の発達と視力検査 ……………… 21
4　遠見視力と近見視力 ………………………………… 22
　　1）「近くを見るとき」と「遠くを見るとき」 …… 22
　　2）遠見視力検査と近見視力検査 ………………… 22
　　3）近見視力検査の必要性 ………………………… 24
5　近見視力検査で早期発見・早期治療 ……………… 25

第2章　乳幼児の屈折異常

1　視力の発達を妨げる要因 …………………………… 27
2　屈折異常（遠視・近視・乱視）…………………… 28

1）遠　　視 ……………………………………………… 28
　　　2）近　　視 ……………………………………………… 30
　　　3）乱　　視 ……………………………………………… 30
　3　乳幼児に多い屈折異常 ……………………………………… 31
　4　斜視・弱視………………………………………………… 32
　　　1）眼球運動・両眼視 …………………………………… 32
　　　2）斜　　視 ……………………………………………… 33
　　　3）弱　　視 ……………………………………………… 35
　5　眼の病気…………………………………………………… 37
　　　1）眼瞼の病気と異常 …………………………………… 37
　　　2）角膜の病気と異常 …………………………………… 37
　　　3）網膜の病気と異常 …………………………………… 38
　　　4）水晶体の病気と異常 ………………………………… 38
　　　5）眼球の病気と異常 …………………………………… 39

第3章　幼児の視力検査

　1　幼児の視力検査 …………………………………………… 41
　　　1）義務づけられている視力検査 ……………………… 41
　　　2）視力検査の実施状況 ………………………………… 43
　　　3）なぜ視力検査をしないのか？ ……………………… 50
　2　ランドルト環での視力検査 ……………………………… 51
　　　1）視力と視力検査 ……………………………………… 51
　　　2）ランドルト環 ………………………………………… 52
　　　3）幼児の視力検査でもランドルト環がよい ………… 52

第4章　すべての子どもに近見視力検査を

　1　近業中心の現代社会………………………………………… 55
　　　1）現代社会では近業が増えている …………………… 55

2) パソコンの普及とインターネットの利用状況 ………………… 55
　　3) IT眼症……………………………………………………………… 58
2　幼児の視力検査の重要性 …………………………………………… 59
　　1) 理想は3歳からのスクリーニング ……………………………… 59
　　2) 大切な視力検査 ………………………………………………… 60
　　3) 大切な視力検査なのに ………………………………………… 61
3　3歳児の近見視力検査の試みと成果……………………………… 62
　　1) 3歳児の近見視力検査の試み ………………………………… 62
　　2) 3歳児の近見視力検査の成果 ………………………………… 64
4　すべての子どもに学習の機会を …………………………………… 72
　　1) 学校の視力検査 ………………………………………………… 72
　　2) 学校健康診断での視力検査の重要性 ………………………… 75

参　考　文　献………………………………………………………………… 79
あ　と　が　き………………………………………………………………… 81

第1章　眼の構造と視機能の発達

1　眼の構造

　眼は発生学的に上皮眼と脳眼に分類されます。
　無脊椎動物は上皮眼をもち、脊椎動物は脳眼をもっています。
　分化の程度にしたがって、動物の視覚的な構造は複雑になります。それは生活の質に応じた複雑な構造が必要だからです。精密な構造をもった眼により、精密な観察が可能になり、精密な行動が可能になります。そのため「見る」は、眼の機能だけではなく、脳の助けが不可欠です。
　一生涯をとおして「快適に物を見ることができる眼」を保持するためには、眼の構造を知り、乳幼児期から眼の健康に留意した生活を送る必要があります。それにはまず眼の構造を知っておく必要があります。

1）眼　球

　視覚器ともいわれる眼は、眼球・視神経・眼球付属器からなっています。新生児の眼球は直径17 mmくらいですが、大人になると24 mmくらいの大きさになります。眼球は外壁と内容に分けられます。

(1) 外　壁

　外壁は、外膜の角膜・強膜、中膜のぶどう膜、内膜の網膜の3層の膜からなっています。
　外膜（角膜・強膜）　角膜と強膜は最外側を覆う膜で眼球の形を保っています。

第 1 章　眼の構造と視機能の発達

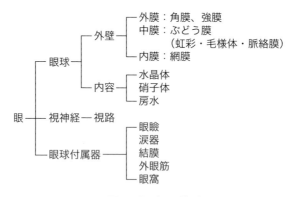

図1　眼球の構造

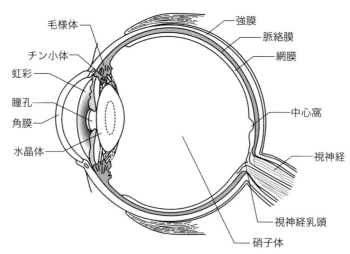

図2　眼球断面（右眼の水平断面）

〈角膜〉　角膜は「黒目」と呼ばれる部分ですが、黒色ではなく透明な膜です。眼内の虹彩や暗い眼球内が透けて見えるために黒色に見えています。外壁の最前方に位置し、大人で直径約 11 mm×10 mm の横に長い楕円形をしています。中央部は厚さ約 0.5 mm、周辺部は 1 mm の、血管組織がない透明な膜です。

　眼球全体の屈折力（60 D（ジオプトリー））のうち、角膜は約 3 分の 2（40 D）の屈折力をもち、外からの光を屈折させて、眼球内部に送る役目を果しています。角膜は、レンズとして機能するために透明性を維持し、形状を保つ必要があります。

〈強膜〉　強膜は「白目」と呼ばれる部分で、血管が少ないために白色をしています。眼球の前面は、半透明の眼球結膜に覆われており、半透明のため強膜の色が透けて白色に見えます。

　強膜は眼球表面積の 6 分の 5 を占め、外眼筋が付着し、眼球内の血管や神経は強膜を貫通しています。眼球の最外層の固い膜で、角膜とともに眼球を球状に保っています。厚さは約 1 mm ですが、外眼筋付着部では非常に薄く 0.3 mm です。外界からの不必要な光を防ぐとともに、眼球を保護する役目を果たしています。

中膜（ぶどう膜）　ぶどう膜は、虹彩、毛様体、脈絡膜から構成されています。

〈虹彩〉　ぶどう膜の最前方にあるのが虹彩で、虹彩の中央には円形をした瞳孔があります。虹彩には瞳孔括約筋と瞳孔散大筋があり、瞳孔の大きさを変えて、目に入る光の量を調節しています。また、瞳孔が小さくなると焦点深度が深くなります。瞳孔括約筋は輪状に、瞳孔散大筋は放射状に配列しています。

　虹彩には、交感神経、副交感神経、三叉神経が分布していますが、瞳孔運動に関与しているのは交感神経と副交感神経です。

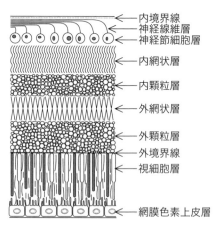

図3 網膜の構造

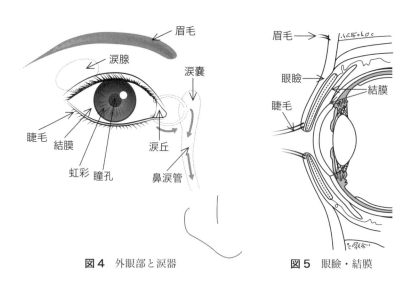

図4 外眼部と涙器　　　　**図5** 眼瞼・結膜

虹彩は、カメラでいえば絞りに例えられる部分です。

〈毛様体〉　毛様体は虹彩の後ろにあり、三角形のひだ部と扁平部からなり、扁平部は脈絡膜へ移行しています。ひだ部には毛様体突起があり、チン小体という細かい繊維に続いています。

毛様体に続くチン小体が水晶体を支えています。近くを見たり、遠くを見たりするとき毛様体の筋肉が働いて水晶体の厚さを変え、網膜上に像を結んでいます。これを調節といいます。近くを見るときには、チン小体が弛緩し、水晶体は弾性で厚くなり、屈折力が大きくなります。逆にチン小体が緊張すると水晶体は薄くなり、遠くにピントが合います。

〈脈絡膜〉　脈絡膜は網膜と強膜の間にあり、毛細血管やメラニン色素が多いために黒色をしています。厚みは0.1〜0.2 mmで、周辺部は薄くなっています。虹彩とともに、光が瞳孔以外から眼球内に入らないように防ぐ役目をしています。脈絡膜には毛細血管が多く、網膜への栄養補給と網膜の温度上昇を抑制する役割を果たしています。

内膜（網膜）　網膜は3層の膜の最内側にある薄い透明な膜で、規則的に配列された10層からなっています。角膜と水晶体で屈折された光が像を結ぶのは、内側から9層目の視細胞層です。

網膜を構成する細胞は神経細胞、グリア細胞、血管系細胞に分けられます。網膜の神経細胞には、錐体と杆体という光を受容するために分化した2つの視細胞があります。錐体は網膜の中心部に多く集まっており、明るいところで反応し、像の形や大きさを識別し、色を認識します。したがって、網膜の中心窩（図2参照）が、最も高い視力値をもっています。一方、杆体は網膜の周辺部に多く分布しており、暗い所で弱い光に反応し、像の形や大きさを見分ける力は弱く、色を認識しません。

網膜上に結んだ像が視神経を通って脳へ送られます。

カメラでいえば、網膜はフィルムに相当します。

(2) 内　　容

　眼球の内容は、水晶体、硝子体、房水に分けられます。

水晶体　水晶体は瞳孔のすぐ後方に位置し、チン小体によって毛様体とつながっています。直径約 10 mm、厚さ約 3.6 mm の透明な凸レンズの形をしており、毛様体によって厚みを変えて、ピントを調節します。具体的には、遠くを見るときには水晶体が薄くなり、近くを見るときには水晶体が厚くなって、網膜上にピントを合わせています。

　水晶体は透明な膜に包まれ、中には細胞と繊維が詰まっており、中心には核があります。小児では水晶体に弾性があって柔らかですが、成長に伴って弾性は減少して固くなります。年齢とともに、水晶体が固くなって近くにピントが合わなくなるのが老視です。

硝子体　硝子体は眼球の内容の大部分を占める透明なゼリー状の物質で、血管はなく、眼球の形状を保っています。透過性があり、網膜まで光線を通過させます。元来は透明な組織ですが、炎症や疾病により透明性を失って混濁すると、視機能に障害が出ます。

房水　房水は毛様体で産生され、眼房内を通過するときに角膜や水晶体に栄養と酸素を供給し、代謝産物を受け取り、隅角から流出路を経て眼外に流出します。産生と流出の調節により、眼内圧を保ち、眼球の球状を維持し、網膜に張りを持たせ、網膜の光応答を助けています。角膜と虹彩の間の前房、虹彩と水晶体・硝子体の間の後房を房水によって満たし、瞳孔でつながっています。

2）眼球付属器

　眼球付属器は、解剖学的には眼瞼、結膜、涙器、眼窩、外眼筋からなっています。

眼瞼　眼瞼は瞼（まぶた）と呼ばれる部分で、目を保護するキャップの役を果たしています。外側には睫毛（まつげ）があり、瞬目反射により細かいゴミが目に入るのを防ぎます。睫毛の根部にはアポクリン汗腺と皮脂腺が開口しており、まばたきによって脂肪と涙を混ぜ合わせたり、角膜の表面を潤おしたりします。血流は豊富で、角膜に栄養を与えています。

結膜　角膜の後方にある粘膜で、眼球表面と眼瞼を覆っています。眼球結膜と眼瞼結膜があり、移行部は円蓋部と呼ばれ、両者の連絡の役目を果たしています。結膜は、粘液を分泌して眼球の表面を潤おす役目もしています。

涙器　涙器は涙腺と涙道からなり、涙腺からは常に涙液が分泌（2～3 ml/日）され、角膜や結膜の表面を潤おしています。涙液はリゾチームなどを含み、ゴミや異物を洗い流すだけでなく、感染予防効果もあります。そして、涙液が減ってくるとドライアイになるのです。涙液は一部蒸発しますが、大部分は鼻涙管を通過し、下鼻道に流れ出ます。

眼窩、外眼筋　眼窩は、骨壁、眼窩脂肪組織、外眼筋からなっています。眼窩骨組織は頭蓋骨の一部であり、眼球を保護しています。眼球外壁には外眼筋と呼ばれる4本の直筋と2本の斜筋があり、これら6本の眼筋により円滑な眼球運動が行われています。

2　視神経と見える仕組み

1）視　　覚

　動物や人は生きていくうえで外界の状況を知る必要があります。情報収集のために「五感を研ぎ澄ませる」ともいわれており、人の感覚機能としては、視覚、聴覚、触覚、味覚、臭覚に分類されます。「眼からの情報は

80％」といわれており、「五感の中で最も情報量が多い」のが視覚です。子どもの心身の健やかな発達のためには、眼からの情報を欠くことはできません。

視覚は網膜が刺激されて起こる感覚であり、光覚、色覚、形態覚からなっています。

光覚　外界からの光刺激は角膜によって屈折します。さらに、水晶体によって屈折し、網膜に達します。網膜は光に反応して視覚を生じます。光覚とは、光の存在を認識し、その強さを知る能力をいいます。

色覚　網膜の錐体が、網膜に達した光刺激を受けて色を認識します。錐体は明るいところで働くことから、光刺激が非常に弱いと、色の感覚は起こりません。

形態覚　輪郭を視認する能力は視覚の基本です。光覚は光を感受する能力ですが、形態覚には、刺激されている部分と刺激されていない部分を区別する能力（分離能）が必要となります。外界からの別々の光刺激を、別個のものとして認識する能力が形態覚です。

2）視　　路

視神経は、直径約 3 mm、長さ 35〜50 mm の中枢神経で、約 100 万本の神経線維の束からなっています。網膜の視神経節細胞が視覚を伝えるために、軸索と樹状突起を伸ばしてシナプスを形成し、視神経乳頭から視交叉に至るまでの視神経の回路を作っていきます。

外部からの光線は、角膜で屈折されて眼球内に入り、瞳孔を通過します。光信号は、網膜上で焦点を合わせるために、水晶体でさらに屈折され、硝子体に入り、網膜の視細胞を刺激します。視細胞は光信号を電気信号に変え、電気信号は視細胞から視神経乳頭を通って眼球外に出ます。鼻側の視神経は、視交叉から反対側の視索を通り、外側膝状体でニューロ

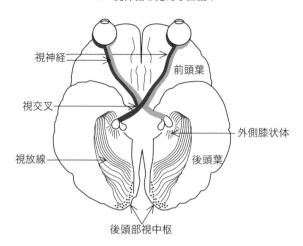

図6　視覚情報の伝導路

ンを変えて、視放線から視覚領に入ります。一方、耳側の視神経は視交叉から同じ側の視索を通って、外側膝状体でニューロンを変えて、視放線から視覚領に入ります。視中枢は、右眼と左眼の2つの像を1つにまとめて像の情報（形・色・大きさ・距離）として対象物を捉えます。

　視神経が半交叉していることにより、右眼と左眼の2つの像を脳内で合致させることができます。これを両眼視といいます。両眼視によって対象物を立体的に捉えることができます。

　眼から脳へ情報を伝える視神経の回路は、両眼で対象物を正しく見つめ、網膜上に像を結ぶ学習によって作られていきます。何らかの原因により、網膜上にきちんと像を結ぶことができていなければ、視神経の回路は形成されません。視神経の回路の形成は6歳頃には終了します。さらに、両眼視機能は3カ月～4カ月頃から発達しはじめ、3歳頃までには完成します。

　この視神経の回路形成の終了する前に、「眼の異常や疾病」を発見し、治療する必要があります。この期間をすぎると、視神経の回路の形成は困難

になります。特に両眼視機能の発達を考慮すれば、遅くても、自覚的視力検査が可能になる3歳の視力検査で発見しなければなりません。

3　子どもの成長と視力の発達

1）子どもの視力の発達

　新生児では眼球の直径は約17 mmです。成人の大きさの約24 mmに比べると小さいですが、形は出来上がっています。しかし、眼の働きは未完成であり、成長につれて視力は良くなります。

　生後5日目の乳児は、「明るさ」が分かる程度で、脳の後頭葉の検査によると、視力は0.01くらいです。そして、生後1カ月目には0.02程度、2カ月目には0.025程度になります。

　一方、視力よりも聴力の発達は早く、胎児期から「音が聞こえている」といわれており、生後1カ月目くらいには音に反応するようになります。

　3カ月を過ぎると、首もすわり、腹這いにすると頭を持ち上げ、「動く物」を目で追うようになります。

　3カ月〜4カ月くらいから両眼視機能が発達し、3歳頃までに完成します。物を直視した際に、それぞれ眼の見る方向が異なってしまう斜視の発生時期は、両眼視機能の発達と深く関係しています。斜視があると、視力の発達が停止、遅延します。

　6カ月を過ぎると寝返りができるようになり、視力は0.1〜0.2くらいになります。これは、眼前50 cmの玩具が見える程度の視力です。

　12カ月で、視力は0.2〜0.3くらいになります。伝い歩きができるようになると、子どもの眼の位置が高くなり、眼を動かさないで見る範囲、つまり視野も広がります。

3歳頃には、視機能、視力ともに安定してきます。網膜の中心窩に「像を結ばせ」て、それが刺激となって視力は発達します。

2）子どもの視力の発達と視力検査

幼児期、「近くでも」「遠くでも」どちらかがハッキリ見えているなら、視機能面での心配はありません。

子どもは「近くから見えるようになる」のですから、「見えているか？」の確認なら、まずは「近くが見えているか」の検査が必要です。それにもかかわらず、わざわざ「遠くが見えているか」の検査を行い、そのために「検査に時間がかかる」「検査結果に信憑性がない」と理由をつけ、その理由を言い訳にして視力検査が必要かつ十分に行われていません。そして、視力検査そのものを実施しないことが慣例となっています。今では、「法律で視力検査の実施が義務づけられていること」自体を忘れているのではないかと懸念されます。

湖崎克らの研究結果報告によると（「幼稚園児の視力について」、『臨床眼科』）、子どもの視力が「1.0以上」（裸眼視力）は、3歳児では約67％、4歳児では約76％、5歳児では約86％、6歳児ではほぼ100％になる、とあります。

このことから推察するに、幼稚園、保育所、地方自治体では、遠見視力「1.0以上」者の割合が100％になるであろう、つまり遠見視力が十分に発達する「6歳の視力検査で十分だ」と誤解をしているのではないでしょうか。

重要なことなので繰り返しますが、両眼視機能の発達は3歳頃には終了します。視神経の回路の形成も6歳頃には終了します。両眼視機能も視神経の回路も「網膜上に像を結ぶ」ことが必要不可欠な条件であり、それにより視機能は発達していくのです。したがって、視機能の発達が終了し

てしまう「6歳で眼の異常や疾病を発見するのでは遅すぎる」のです。

4 遠見視力と近見視力

1)「近くを見るとき」と「遠くを見るとき」

「近くを見るとき」と「遠くを見るとき」の眼の仕組みは異なります。「近くを見るとき」には外界の光情報が広がって入ってくるので、網膜上に像を結ぶためには水晶体を厚くする必要があり、そのために、毛様体筋が緊張します（チン小体は弛緩）。一方、「遠くを見るとき」には、水晶体は薄くてもよいので毛様体筋は弛緩した状態です（チン小体は緊張）。

水晶体を薄くして、網膜上にピントを合わせることができなければ、「遠くがハッキリ見えません」。逆に、水晶体を厚くして、網膜上にピントを合わせることができなければ、「近くがハッキリ見えません」。

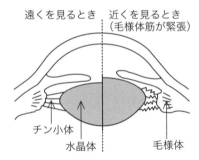

図7 眼の調節作用（「子どもが近視といわれたら」
『眼と健康』39、日本眼科医会、p.9 による）

2) 遠見視力検査と近見視力検査

「近くを見るとき」と「遠くを見るとき」の眼の仕組みは異なることか

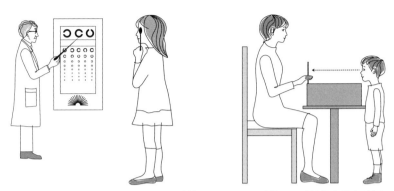

図8 5 m の距離での遠見視力検査（左）と 30 cm の距離での近見視力検査（右）

ら、「近くが見えているか」と「遠くが見えているか」の視力検査は異なります。

遠見視力検査と近見視力検査の違いは、「検査距離」と「視標の大きさ」のみです。遠見視力検査は 5 m の距離で行いますが、近見視力検査は 30 cm の距離で行います。近見視力検査の視標は、遠見視力検査に使う視標を 50 分の 3 に縮小したランドルト環（**C**）を使います。

検査方法は同じで、ランドルト環の 4 方向のうち 3 方向が判別できれば「見えた」ことになり、次の小さい視標に移ります。

なお、近見視力検査は 30 cm の距離で行う検査なので、両眼視力検査をすると両眼視機能・眼球運動機能をみることもできます。近見視力検査では両眼視力、右眼視力、左眼視力の順に検査をします。

ところが、遠見視力検査と近見視力検査の違いがあるにもかかわらず、学校の視力検査では「遠くが見えるか」の遠見視力検査しか行われていません。「近くが見えるか」の近見視力検査は、眼科医院において高齢者の老視の検査としてのみ行われています。

3）近見視力検査の必要性

　大人は「遠くが見えれば近くは見えるもの」との思い込みがあります。そこで、我が子が、学校の視力検査で「異常なし」なら、「近くは見えているのか」の疑いはもちません。

　また、大人の場合は「見えた」という経験があります。そこで、以前と比べて「見えにくく」なれば、視力低下を自覚します。しかしながら、子どもの視力は発達途上にあることから「ハッキリ見えた」という経験がありません。子どもの場合は「近くがボンヤリ」としか見えなくても「異常とは思わない」ので、自分からは視力不良を訴えません。

　したがって、近見視力検査をしなければ、近見視力不良者は発見できないのです。

　特に遠視度の軽い遠視系屈折異常が原因の場合、子どもは（眼の）調節力が強いので毛様体筋を緊張させて網膜上に像を結ばせて「見えてしまいます（潜伏遠視といいます）」。したがって、多くの遠視系屈折異常は遠見視力検査では見逃されてしまいます。遠見視力検査では発見できないことが多いのです。

　現在、三歳児健康診査、幼稚園・保育所の健康診断、就学時健康診断、そして学校の定期健康診断では遠見視力検査が行われているので、遠見視力不良の子どもは発見される機会はあります。すなわち、遠見視力不良者は救済され、視力不良による負担なく義務教育を受けることができます。

　一方、近見視力不良の子どもは、近見視力検査を一度も受けることなく大人になっていきます。遠視系屈折異常は遠くを見るときにすでに調節が働き、近くを見るときは、さらに調節が必要です。「近くを見る視力の問題」なのに「能力がない」「努力が足りない」「根気がない」と思われている近見視力不良の子どもの存在が懸念されます。

学校で視力検査が行われる（1872年）ようになって140年以上が経過しています。この間に、近見視力不良の子どもは、一体どのくらいいたのでしょうか。

　近年、小学校から1人1台のパーソナル・コンピュータ（以下、パソコン）が導入されるなど、近見主体の学習形態になってきました。さらに、政府はICT教育を推し進め、2019年までには、すべての児童生徒に情報端末を配布する計画をたてています。

　時代とともに必要な視力は変わります。「黒板の文字を判読する」遠見視力に加えて、「教科書やパソコン画面の文字を判読する」近見視力が必要です。

　家庭学習では、むしろ近見視力が必要です。

　「すべての子どもに学習の機会を保障する」ためには、遠見視力検査に加えて、近見視力検査を行わなければなりません。

5　近見視力検査で早期発見・早期治療

　「子どもは近くから見えるようになる」ので、近見視力検査が適切です。加えて、近見視力検査は、学童以外にも、乳幼児の屈折異常に多い遠視系屈折異常の発見に有効です。

　遠視系屈折異常には、「調節によって良好な視力が得られる」潜伏遠視と「良好な視力が得られない」顕性遠視があります。顕性遠視は病的なことが多く、「網膜上にピントを合わせられない」ので、ハッキリした像を結ぶことができません。顕性遠視の状態が6歳頃まで続くと、視神経の回路の形成が阻害されて弱視になります。

　これに対し、近視系屈折異常は、「近くを見る」ときには「ピントを合わせる」ことができます。したがって、近視の乳幼児は、「近くを見てピント

を合わせる」ことにより、視力の発達を促しながら成長していくことができます。幼児の行動範囲は狭く、近くが見えていれば日常生活に支障はありません。大きくなって、行動範囲が広がり、遠くを見る必要ができてから眼鏡をかけても間に合います。

　こうしたことから、乳幼児期には遠視系屈折異常の発見は大変大切であり、早期に発見すればするほど、早期治療が可能になります。そのためにも自覚的視力検査が可能になる3歳で視力検査する必要性が高いのです。

第2章　乳幼児の屈折異常

1　視力の発達を妨げる要因

(1) 視神経の回路の形成

　人の眼は脳眼に属し、眼球は脳の出先機関として発生しました。

　外界からの光信号は網膜上に焦点を合わせ、網膜の細胞によって電気信号に変わり視神経を伝わり、脳の後ろにある視中枢に届きます。視中枢は、右眼と左眼の2つの像を1つにまとめて像の情報とし、対象物を捉えます。この眼から脳へ情報を伝える視神経の回路は、両眼で対象物を正しく見つめ、「網膜上に像を結ぶ」ことによって作られていきます。

　6歳頃までに、眼の異常や疾病により、網膜上にきちんと像を結ぶことができていなければ、視神経の回路は形成されません。視神経の回路が形成されていなければ、眼鏡を装用しても、矯正視力はでません。

(2) 視力の発達を損なう原因

　幼児期に視力の発達を損なう原因は、次のようにいろいろあります。
　①屈折異常によるもの
　②斜視によるもの
　③眼器質によるもの
　最も多いのが、遠視、近視、乱視などの屈折異常です。両眼の屈折異常が原因の場合は屈折性弱視に、片眼のみ屈折異常（あるいは片眼の屈折度が強い）の場合は不同視弱視になります。
　次いで多いのが斜視です。特に片眼性の場合は斜視弱視に、斜視眼が代

わる交代性の場合は両眼視機能不全になります。片眼のみの白内障や角膜白斑、眼瞼下垂も発見が遅れると廃用性弱視になります。

2　屈折異常（遠視・近視・乱視）

1）遠　　視

　遠視は「近くが見えにくいが、遠くは良く見える」と誤解されていますが、間違いです。遠視は、「遠くも見えにくいし、近くはさらに見えにくい」という症状です。すなわち、遠くからの光線も近くからの光線も、網膜上にピントを合わせることができません。

　遠視には、屈折性遠視と軸性遠視があります（図9参照）。

　屈折性遠視の場合は、屈折力が弱いために網膜上にピントを合わせることができないので、網膜より後ろに像を結んでしまいます。なお、網膜上にピントを合わせるために必要な屈折力は、主として角膜の屈折力に水晶体の屈折力をプラスした屈折力です。

　軸性遠視は、角膜・水晶体の屈折力が正常であっても、眼軸が短いために網膜が前にきてしまい、結果として網膜より後ろで像を結んでしまう遠視です。

　正常な大人では眼軸長は24 mmですが、乳児は眼球が小さいために眼軸も短く17 mm程度です。そのため乳幼児期は遠視でも、成長するにつれて眼軸は伸び、正常な眼になる場合が多いのです。したがって、視機能の発達が終了するまでに「発達途上の遠視」なのか、「異常や疾病を起こす病的な遠視」なのか、「単に先天性の遠視」なのかを見極める必要があります。そのためには、自覚的視力検査が可能になる「3歳で片眼ずつの視力検査」を受け、視力不良の場合は事後措置としての精密検査受診の必要が

2 屈折異常（遠視・近視・乱視）

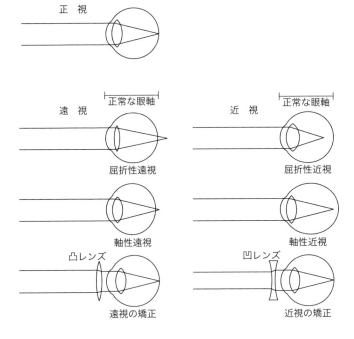

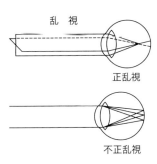

図9 近視・遠視・乱視

あります。それにより原因が判明します。

　遠視は近くを見るときにピントが合わないので、調節に力が入ってしまい、内よせが過剰になって内斜視になる場合が多いのです。

　遠視の矯正には、屈折力を助ける凸レンズの眼鏡をかけて焦点を網膜上に結ばせます。

2) 近　　視

　近視は、遠視とは逆に角膜と水晶体の屈折力が強すぎることが原因で、網膜より前に像を結んでしまいます（図9参照）。

　近視には、屈折性近視と軸性近視があります。

　屈折性近視は、眼軸が標準の長さでも、角膜と水晶体の屈折力が強すぎるために網膜より前で像を結んでしまう近視です。

　軸性近視は、角膜・水晶体の屈折力が正常であっても、眼軸が長いために網膜が後ろにいき、結果として網膜より前で像を結んでしまう近視です。軸性近視の場合は、網膜が後ろに引っ張られて薄くなっているので、網膜が傷みやすく、近視のうちでは危険度が高いとされています。

　近視の場合、「遠くを見る」ときは、網膜より前で像を結んでしまうためにハッキリ見えません。しかしながら、強度近視でなければ「ピントを合わせられる」地点があります。眼を近づければ「近くの物は見える」ので、弱視を心配する必要はありません。

　近視の矯正には、強すぎる屈折力を差し引く凹レンズの眼鏡をかけて焦点を網膜上に結ばせます。

3) 乱　　視

　乱視は、調節しない状態で平行光線が眼に入ってきたとき、網膜上のどこにも像を結びません（図9参照）。遠くも近くも見えにくく、方向によ

って見え方が違い、眼の疲れの原因になります。正乱視と不正乱視に分類されますが、一般的に、正乱視を乱視といっています。

正乱視には角膜の表面の異常によって起こる角膜乱視と、水晶体の異常によって起こる乱視がありますが、子どもでは角膜乱視の方が多いのです。正乱視は円柱レンズやコンタクトレンズで矯正できます。

3　乳幼児に多い屈折異常

乳児の屈折度数を測定した先行研究では、乳児は遠視系屈折異常が多いと報告されています。

保坂明郎眼科医らは、「成熟新生児の眼所見、屈折度、特に体重との相関について」(『臨床眼科』1962年)の研究で、出生後24時間以内の新生児の屈折度数を測定しています。これによれば調査総数のうち、遠視が86％、正視が9％、近視が5％で、遠視が多いと報告しています。

また、湖崎克眼科医らは、1965年から1969年の5年間、小児保健センター受診者を対象に行った屈折検査の結果、0歳〜2歳は遠視系屈折異常が78％と多く、3歳〜5歳も66％と多かったことから、「乳児に遠視系屈折異常が多い傾向は、幼児期につながっている」と報告しています。そして、遠視性乱視と近視性乱視と混合乱視をあわせた乱視も、0歳〜2歳では41％、3歳〜5歳では50％と、多く、半数に及ぶと報告しています。

すなわち、乳幼児期の屈折異常としては、遠視系屈折異常と乱視が非常に多いことが分かっています。

さらに、湖崎らは、大阪市学童屈折集団検診において、裸眼視力「1.0未満」者を対象に行った屈折検査の結果を屈折異常種別に統計し、小学校1年までは、幼児期と同じく遠視系屈折異常と乱視が多い傾向であると報告しています。その後、学年が上がるにつれて後天性近視が増加すると分

析しています。

　以上のように、多くの先行研究から、乳幼児期は遠視系屈折異常と乱視が多いことが分かっています。

　遠視系屈折異常や乱視を発見するための視力検査としては、遠見視力検査よりも近見視力検査が適しています。すなわち、早期発見・早期治療のためには、自覚的視力検査ができるようになる3歳児からの視力検査（三歳児健康診査・幼稚園健康診断・保育所健康診断）で近見視力検査を行うべきと考えます。

4　斜視・弱視

1）眼球運動・両眼視

　眼球には6本の外眼筋があります（図10参照）。

　これら6本の外眼筋が協力しあって、回転運動、水平運動、垂直運動、回旋運動といった眼球運動が行われています。外眼筋の協力バランスが崩れると視線にずれが生じ、両眼の視線が一点に合わなくなります。その結果、1つの物が2つに見える場合を複視といいます。

　眼球運動が障害されると、斜視になります。

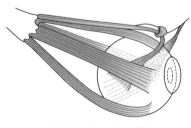

図10　外　眼　筋

また、両眼視機能の異常による斜視もあります。右眼、左眼の網膜上に結ばれた像は電気的興奮として、それぞれ「視覚の伝導路」を通って視覚野に入ります。視覚野の両眼性細胞によって像は融合されます。この機能を両眼視といい、両眼視には融像と立体視があります。融像とは、右眼から来た像と左眼から来た像を1つにまとめる働きをいいます。立体視とは対象物を立体的にみる働きです。

2) 斜　　視

斜視は「眼位の異常」と「両眼視の異常」によって、「両眼の視線が正しく対象物を向いていない状態」をいいます。外見上「眼位ずれ」が主な徴候です。眼位ずれの向きにより、内斜視、外斜視、上斜視、下斜視に分類されます（図11参照）。なお、眼位ずれがあっても、視線を整え両眼視している状態を潜伏斜視（斜位）といい、治療は急がれません。

視線の方向によって眼位ずれの角度が変動する非共同性斜視と、視線の方向にかかわりない共同性斜視に分けられます。幼児に多い内斜視、外斜視は共同性斜視に属し、必ずしも斜視眼が罹患眼とは限らないので、原因を見つけることは難しいとされています。一方、非共同性斜視の場合は、罹患眼や眼位ずれの原因筋を特定できるので治療方法につながりやすいの

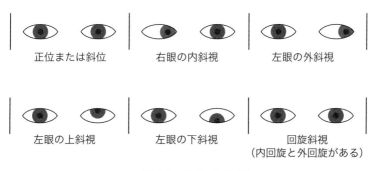

図11　斜視の分類

です。

　生後6カ月くらいまでに起こる乳児内斜視は、斜視の程度が強いので両眼視機能が発達しません。したがって、遅くても2歳までには手術をしなければ、両眼視機能は停止、または発達が遅延します。

　後天性内斜視の場合、遠視が原因で2歳前後に起こることが多く、遠視の眼鏡をかけて治療します。

　外斜視の中で最も多いのが、間歇性外斜視です。恒常性の斜視と違い、遠くを見ているとき、集中力が途切れたとき等に斜位が破れて眼位ずれが起こり、3歳〜4歳頃に多くみられます。間歇的ではあるが両眼視の機会があるので、治療を急ぐ必要はありませんが、眼位矯正をしなければ治りません。

　調節性内斜視は生後1歳〜2歳頃から発症します。遠視が原因で、近くを見るときに過剰な調節をすることによって起こります。眼鏡装用が可能になる3歳頃までに遠視の程度を調べ、眼鏡で遠視を完全矯正すると斜視は治ります。遠視を矯正しても、なお内斜視が残れば、その残った分だけの手術が必要です。

　斜視の治療は、眼鏡装用や手術によって完治するわけではありません。引き続き、弱視訓練が必要であり、斜視が原因で遅れていた両眼視機能を回復させる必要があります。

　両眼視機能の発達は、生後3カ月〜4カ月頃から始まり、3歳児頃には終了します。この期間に、同時視ができていなければ、両眼視機能は発達しません。眼位ずれにより複視が続くと、脳内の混乱を防ぐために、視中枢は罹患眼の視覚情報を抑制します。その結果、罹患眼の視力の発達は遅れ、弱視になります。

　斜視にはいろいろな種類があり、その原因や病態は複雑であり、一元的に論ずることはできません。単独の異常として起こる以外に、他の眼疾患

や全身的疾患に随伴して起こる場合があります。中枢神経疾患、特に脳性麻痺の合併症として発症することも多いのです。また、遺伝による場合もあります。

3）弱　　視

　器質的疾患による視力障害で、矯正視力が出ない弱視を教育的弱視といいます。一方、眼球自体には器質的な障害はなく、機能的な視力障害を医学的弱視といいます。一般的に、医学的弱視を弱視と言っています。

　ここでは、医学的弱視についてとりあげます。

　乳幼児の視覚の発達時期に、形態覚遮断や斜視によって両眼視ができない状態が続くと、視力の発達が停止、あるいは遅延します。これが医学的弱視です。人の視覚の感受性期間は、3カ月から1歳6カ月頃をピークとし、8歳くらいまでとされています（図12参照）。感受性期間に「網膜上に焦点が合わない」眼の異常や疾病があると医学的弱視になります。この期間内に発見し、早急に対処しなければ視力の改善は期待できません。

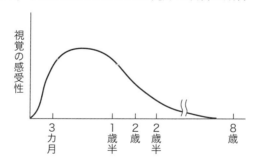

図12　人の視覚の感受性期間（山本修一、大鹿哲郎編『眼・視覚学――講義録』、メジカルビュー社、2006、p. 307 による）

　弱視には、斜視弱視、不同視弱視、屈折異常弱視、形態覚遮断弱視があります（図13参照）。

　斜視弱視　斜視弱視は、片眼性の斜視で視軸がずれて固視異常を伴いま

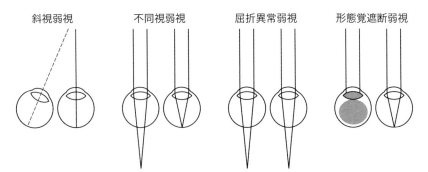

図 13 弱視の種類(山本修一、大鹿哲郎編『眼・視覚学——講義録』、メディカルビュー社、2006、p.307 による)

す。視力がよくても両眼視ができません。早期発見により、健眼遮閉をして、患眼の中心固視を促します。

不同視弱視 不同視弱視は、右眼と左眼の屈折度に差があり、度の強い方の眼が網膜上に焦点を合わせることができないために起こります。遠視性の場合、左右の屈折度の差が2D(ジオプトリー)以上あると不同視弱視になります。治療は、まず屈折矯正を行います。視力の改善が期待できないときには健眼遮閉を行います。

屈折異常弱視 屈折異常弱視は、両眼に強い遠視や乱視があり、両眼性で、遠近ともに網膜上に焦点を合わせることができないために起こります。治療は、屈折矯正を行い、視力が改善しないときには健眼遮閉を行います。

形態覚遮断弱視 形態覚遮断弱視は、先天性白内障、硝子体混濁、角膜瘢痕、眼瞼下垂、眼瞼血管腫などの疾病や眼帯装用などにより、目の中に視覚刺激が入らないために起こります。治療は、感受性期間内に形態覚遮断の原因となる疾病を治療し、健眼遮閉をします。

弱視視能訓練法 弱視視能訓練法には、固視訓練、抑制除去、中心窩刺激法、残像法などがあります。

5 眼 の 病 気

　次にあげる眼の病気は、乳幼児期に発症することが多く、視力障害につながります。視覚の感受性期間内に発見し治療しないと弱視になるので留意しなければなりません。

1) 眼瞼の病気と異常

　先天性眼瞼下垂　瞳孔の一部または全てが眼瞼に覆われます。そのため、視覚刺激が遮断され視機能の発達が阻害されます。約25％が弱視、約20％が斜視を合併します。乱視が強くなる場合もあります。

　眼瞼けいれん　眼輪筋のけいれん性収縮のために開瞼が困難になります。眼精疲労や全身疲労が原因の突発性筋繊維性けいれん、三叉神経が原因の間歇性眼瞼けいれん、心因性による精神性チックなどがあります。けいれんが中等度以上になると視力障害や精神的ストレスを招きます。

　眼瞼内反・眼瞼外反　病気や外傷や手術などが原因で、眼瞼が内側に反ってしまう、あるいは外側に反ってしまいます。角膜にただれや濁りがでて、視力障害がみられる場合は手術が必要になります。

2) 角膜の病気と異常

　細菌性角膜潰瘍　角膜は血管がなく特殊な構造のため傷つきやすく、傷つくと、細菌に感染しやすくなります。細菌感染すると表面だけでなく内側の実質にまでおよび、痛みがひどく、視力障害を起こします。早急に治療をしなければ、予後も角膜に瘢痕を作るので視力障害が残ります。

　円錐角膜　角膜の中央が円錐状に突出する病気です。先天性で、思春期頃に多くあらわれます。強度の近視や乱視になり、眼鏡では矯正できずコ

ンタクトレンズで矯正します。ダウン症候群の合併症として発症することがあります。

3）網膜の病気と異常

　網膜剥離　飛蚊症の徴候に始まり、しだいに視野が欠損していきます。原因不明の突発性の網膜剥離、外傷性網膜剥離、原因疾患がある網膜剥離に分類できます。

　黄斑変性　先天性のものと後天性のものがあります。後天性の場合は、網膜症が原因となって黄斑変性が起こり、中心部の視力障害を招きます。

　網膜色素変性症　夜盲、視力低下が起こります。両眼性で徐々に進行します。遺伝との関連が認められています。

　網膜芽細胞腫　子どもの眼球内原発悪性腫瘍のうち最も頻度が高く、両眼性と片眼性があります。白色瞳孔で発見されることが多くあります。眼底検査で確認できますが、網膜剥離を伴う場合もあります。緑内障を合併している場合や視力の回復が期待できない場合は、眼球摘出をしなければなりません。

　未熟児網膜症　未熟児が保育器の中で高濃度酸素を過剰に浴びることによって起こります。自然治癒の場合が多いのですが、硝子体出血や網膜剥離を起こすと高度の視覚障害や失明することもあります。

4）水晶体の病気と異常

　先天性白内障　水晶体を構成する細胞のたんぱく質の変性や膨化が原因で、水晶体が混濁した状態をいいます。胎生期の水晶体発生過程での異常が原因と考えられています。

　外傷性白内障　眼の外傷や異物により水晶体を包んでいる嚢が破損すると、水晶体の繊維が変性し混濁します。これが外傷性白内障で、視力が低

下します。

5）眼球の病気と異常

先天性緑内障　生まれつきの前房隅角の不良により房水の流れが悪く、房水が眼球内にたまり、眼圧が上昇して起こります。乳幼児の眼は伸縮性が強いので、眼圧が高いとしだいに眼球が大きくなります。牛の眼球のように大きくなることから牛眼とも呼ばれます。手術以外に治療方法はないのですが、低年齢ほど予後は良好で、視力の改善も期待できます。放置すると、角膜が濁ったり、薄くなったり、視神経に障害が起きて失明することもあります。

緑内障　眼圧が高くなり、そのために機能的・器質的な視覚障害（視野欠損、視神経乳頭陥没）を起こす病気です。原発性（原因疾患がない）と続発性（原因疾患がある）とがあります。

先天性眼振　眼振とは、眼球の不随意的で律動的な往復運動をいいます。先天性眼振は幼児期からみられます。主訴は視力障害と頭位異常です。頭位異常の場合、目標を見やすい位置で捉えようと頭部を動かして見ます。頭位異常は屈折矯正や斜視手術により改善します。

潜伏眼振　片眼を遮閉することにより発生する眼振で、斜視に合併してみられることが多くあります。

弱視眼振　乳児期からの視力障害に伴って起こることが多い眼振です。

第3章　幼児の視力検査

1　幼児の視力検査

1）義務づけられている視力検査

三歳児健康診査　乳幼児健康診査は「母子保健法」第12条および第13条において定められており、市町村は一歳六か月児健康診査および三歳児健康診査を行っています。

　平成3年には、視機能発達を阻害する「眼の疾病及び異常」の早期発見・早期治療を目的として、三歳児眼科健康診査の実施が始まりました。すなわち、三歳児眼科健康診査は法的根拠によって規定されており、スクリーニングとしての視力検査の実施は義務づけられています。

　その後、平成9年には、健康診査事業の実施主体が都道府県から市町村の自治体に移管されました。その結果、自治体間で健康診査の実施方法に違いがでてきています。

幼稚園　「学校保健安全法施行規則」の第5条において、学校では毎学年定期に健康診断をすることが定められており、さらに第6条で検査項目として「視力及び聴力」および「眼の疾病及び異常の有無」が定められています。なお、「学校とは、幼稚園、小学校、中学校、高等学校、中等教育学校、特別支援学校、大学及び高等専門学校とする」（「学校教育法」第1条）とあります。

　すなわち、幼稚園では、法的根拠に基づいて毎学年定期に視力検査を行うことが義務づけられています。

　健康診断の方法や技術的基準は、文部科学省令で定められています。具

体的方法については、『児童生徒の健康診断マニュアル』の中で示しています。そのマニュアルでは、検査の目的と意義として、

> 視力は出生後より発達するが、屈折異常や斜視などの種々の要因によって発達が阻害されると弱視となる。弱視とは器質的病変がなく、視力の低下した状態であり、眼鏡やコンタクトレンズによっても矯正視力が不良である。視力が完成する6歳頃までに弱視を治療しなければ、生涯に渡って矯正視力は改善しない。このため弱視は早期発見、早期治療が原則であり、視力が発達する幼児、児童の視力検査は重要である。

と記しています。

『児童生徒の健康診断マニュアル』には、「教室のどこから見ても黒板の文字が判読できる視力が必要である」との考えのもとに、「眼前5m（3m可）の視標を判別する方法」が示されています。「眼前5m（3m可）の視標を判別する視力検査」は遠見視力検査です。そのため、教育現場では、遠見視力検査のみが行われてきました。

幼稚園でも「視力検査＝遠見視力検査」との思い込みがあり、遠見視力検査を前提としています。5mの距離で行う遠見視力検査は、検査を受ける幼児にとっても、検査を行う教師にとっても「時間・労力」が負担になっています。そして、時間がかかればかかるほど、視力検査の結果に信憑性はなくなります。すなわち、幼児の視力検査には「時間と労力がかかるが、結果の信憑性はない」ことが、「視力検査を行う幼稚園は少ない」要因になっています。平成20年の日本眼科医会学校保健部調査「眼科学校保健に関する全国調査の報告」では、「幼稚園が視力検査を行わない理由」として、「時間がかかる、手間がかかる、結果が疑わしい」をあげています。

保育所　一方、保育所は厚生労働省管轄の児童福祉施設です。幼稚園教育との整合性を図るために、「児童福祉法」の第45条の規定に基づき定め

られた「児童福祉施設の設備及び運営に関する基準」の中で、保育所の健康診断は「学校保健安全法に規定する健康診断に準じて行わなければならない」(第12条) と明記しています。年2回の定期健康診断および入所児健康診断の実施を定めています。しかしながら、視力検査を行っている保育所は多くはありません。

就学時健康診断　義務教育を円滑に進めるために、「学校保健安全法」において「市(特別区を含む。以下同じ)町村の教育委員会は、学校教育法第十七条第一項の規定により翌学年の初めから同項に規定する学校に就学させるべき者で、当該市町村の区域内に住所を有するものの就学に当たって、その健康診断を行わなければならない」(第11条)として、就学時健康診断を義務づけています。

健康診断の検査項目は、「学校保健安全法施行規則」(第3条)に明記されており、視力検査もその項目にあります。しかしながら、視力検査を実施していない地方自治体が多いのが実情です。

2) 視力検査の実施状況

(1) 三歳児健康診断

日本眼科医会公衆衛生部が全国都道府県から任意に選択した市町村を対象に行った「三歳児における眼科健康診査(三歳児眼科健康診査)実施についてのアンケート調査」(平成24年度実施)によると、三歳児眼科健康診査の実施時期は、3歳0カ月が20.3%、3歳6カ月が39.8%です(図14参照)。3歳で実施しているのは5分の1の自治体です。

さらに、同調査によると、93.7%の自治体は各家庭に視標を送付し、視力検査を保護者に委ねています(図15参照)。そして、視力不良の疑いがある場合は、三歳児健康審査会場で担当医に伝える方法をとっています。しかしながら、2次健診として行われている健康審査会場での担当医は、

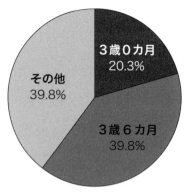

図14 三歳児健診の実施時期（日本眼科医会公衆衛生部調査「三歳児眼科健康診査調査報告（Ⅴ）―平成24年度―」による、作図：髙橋ひとみ）

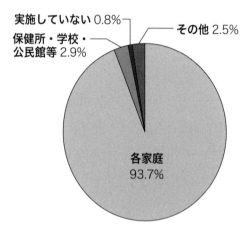

図15 一次健診の実施場所（日本眼科医会公衆衛生部調査「三歳児眼科健康診査調査報告（Ⅴ）―平成24年度―」による、作図：髙橋ひとみ）

眼科医は4.8％と僅少です。多くは、眼科以外の医師（26.8％）や保健師・視能訓練士（36.4％）によって行われています。両者を合わせると3分の2になります。

　白内障や眼瞼下垂、斜視などは、小児科医や保健師によって発見されることが多いのですが、遠視・乱視などの屈折異常、特に片眼屈折異常の場

合は、診察では発見できません。片目ずつの丁寧な視力検査を行わなければ発見できません。現状では、2次眼科健康診査の結果、「精密検査の要不要を判定する」ことへの信憑性が疑われます。

スクリーニングとしての視力検査は、眼科健康審査会場で、片眼ずつの丁寧な視力検査が望まれます。

(2) 幼稚園

日本眼科医会学校保健部（平成20年調査）は、全国公立・私立幼稚園および市町村教育委員会を対象に「健康診断の実態に関する質問紙調査」を行い、その結果を、「平成20年幼稚園ならびに就学時の健康診断の実態に関するアンケート調査」として「医会だより」で報告しています。

それによると、定期健康診断で視力検査を「実施している」幼稚園の割合は48.3%（国公立70.6%、私立31.9%）、「実施していない」は50.7%（国公立28.2%、私立67.2%）、無回答は1.0%でした（図16参照）。

すなわち、過半数の幼稚園で、視力検査が行われていません。特に、私立幼稚園では、3分の2の幼稚園が視力検査を実施していません。

年齢別にみると、「3歳児」の視力検査を行っている幼稚園の割合は

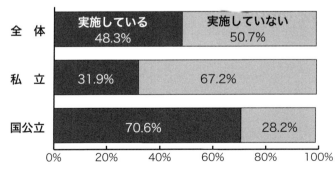

図16 幼稚園の視力検査実施状況（日本眼科医会学校保健部調査「平成20年幼稚園ならびに就学時の健康診断の実態に関するアンケート調査」による、加筆：髙橋ひとみ）

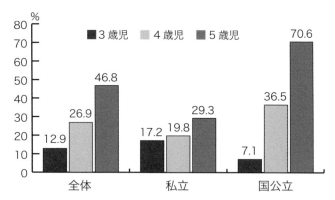

図17 幼稚園の年齢別実施状況(日本眼科医会学校保健部調査「平成20年幼稚園ならびに就学時の健康診断の実態に関するアンケート調査」による、加筆:髙橋ひとみ)

12.9%(国公立7.1%、私立17.2%)、「4歳児」は26.9%(国公立36.5%、私立19.8%)、「5歳児」は46.8%(国公立70.6%、私立29.3%)と報告しています(図17参照)。

3歳児で視力検査を実施している幼稚園は1割強でした。

今後、こうしたアンケートを実施するのであれば、啓蒙の意味を込めて、以下のような項目を追加してほしいと考えます。それが視力検査導入の啓発活動にもなり、実施園を増やすことにつながります。次項で述べる保育所の場合も同様です。

①幼稚園で視力検査をすることは法律で義務づけられていることを知っているか

②弱視救済のためには低年齢での発見・治療は有効であることを知っているか

(3) 保 育 所

日本眼科医会学校保健部が、全国公立・私立保育所から任意に抽出した保育所を対象に行った「目の保健に関わるアンケート」調査(平成24年

1 幼児の視力検査　　　47

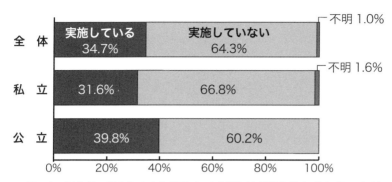

図18 保育所の視力検査実施状況（日本眼科医会学校保健部調査「眼の保健に関わるアンケート調査」による、加筆：髙橋ひとみ）

調査）によると、3歳児・4歳児・5歳児いずれかの年齢で「視力検査を実施している」が34.7％（公立39.8％、私立31.6％）でした。一方、「実施していない」が64.3％（公立60.2％、私立66.8％）、無回答1.0％でした（図18参照）。

年齢別では、「3歳児」が12.8％（公立11.5％、私立13.6％）、「4歳児」が26.3％（公立27.4％、私立25.5％）、「5歳児」が30.3％（公立34.5％、私立27.7％）と報告しています（図19参照）。

この調査によれば、3分の2の保育所は、視力検査を実施していませ

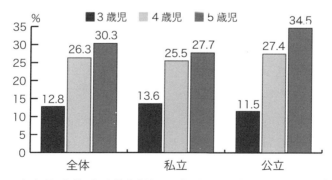

図19 保育所の年齢別視力検査実施状況（日本眼科医会学校保健部調査「眼の保健に関わるアンケート調査」による、加筆：髙橋ひとみ）

ん。幼稚園よりも視力検査実施率が低く、文部科学省管轄（幼稚園）と厚生労働省管轄（保育所）によって、幼児が享受する内容に差がでることは問題です。

さらに、3歳児で視力検査を実施している保育所は1割強でした。

(4) 就学時健康診断

前述の日本眼科医会学校保健部が全国市町村の教育委員会を対象に行った「平成20年幼稚園ならびに就学時の健康診断の実態に関するアンケート調査」によると、就学児健診において視力検査を「実施している」市町村の割合は90.5％、「実施していない」は8.9％、無回答0.5％でした（図20参照）。

「実施していない」を地区別にみると、東北では青森県・秋田県が25.0％の割合で実施しておらず、関東甲信越では神奈川県が60.0％、近畿では大阪府が80.0％、奈良県33.3％、兵庫県25.0％、和歌山県33.3％、中国四国では広島県が25.0％、九州沖縄では、大分県が50.0％、福岡県が

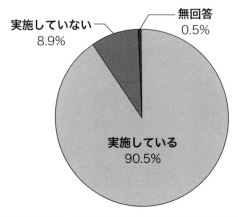

図20 就学時健康診断での視力検査実施状況（日本眼科医会学校保健部調査「平成20年幼稚園ならびに就学時の健康診断の実態に関するアンケート調査」による）

1 幼児の視力検査

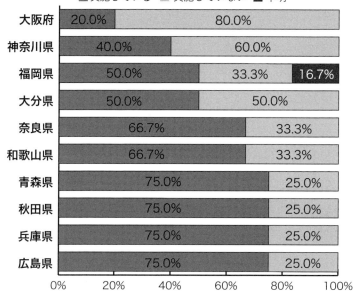

図21 就学時健康診断で視力検査が十分に実施されていなかった都道府県
（日本眼科医会学校保健部調査「「平成20年幼稚園ならびに就学時の健康診断の実態に関するアンケート調査」」による）

33.3％の割合で実施していませんでした（図21参照）。

政令指定都市の横浜、川崎、神戸、堺、福岡、北九州でも実施していません。

就学時健康診断は「子どもの眼を守る最後の砦」と言われています。ここで弱視を見逃すと、眼鏡を装用しても一定以上の視力は出ません。「眼からの情報は80％」といわれる中で、弱視の子どもは視力不良の負担を背負って生きていくことになります。実施母体である教育委員会は「就学時健診の視力検査は最後の砦である」ことを十分に認識してほしいと考えます。なお、この健診は視覚障害児の発見と適切な就学指導にとっても重要なのです。

3）なぜ視力検査をしないのか？

　法律によって、三歳児健康診査、幼稚園・保育所の健康診断、就学時健康診断において視力検査の実施が義務づけられています。しかしながら、罰則規定はありません。「法律で決められていても長年実施していない」ことが「慣例になっている」地方自治体や幼稚園、保育所が多いのが実情です。

(1) 視力検査をしない理由

　前述の日本眼科医会学校保健部調査「平成20年幼稚園ならびに就学時の健康診断の実態に関するアンケート調査」報告を朝日新聞社が追跡調査をしています。それによると、横浜、川崎、神戸、堺、福岡、北九州の政令指定都市が「就学時健康診断で視力検査を実施していない」ことが分かりました（『朝日新聞』2009年10月9日夕刊）。

　この朝日新聞の記事および日本眼科医会の調査によると、該当する教育委員会は未実施の理由として次の7点をあげています。
　①幼児の検査は時間がかかる
　②幼児の検査は手間がかかる
　③理解力不足のため判定が困難である
　④事前の調査書でチェックしている
　⑤幼稚園の視力検査でカバーできる
　⑥入学後に定期健康診断がある
　⑦内科医が全体的にチェックしている

　要するに、就学児の視力検査は「時間・労力がかかり、結果に信憑性がない」が大きな理由になっています。

　これらの理由は、就学時健康診断における幼児の視力検査が行われない

理由ですが、日本眼科医会学校保健部が実施した幼稚園対象の調査（平成20年）結果でも「視力検査をしない」の理由として、幼児の視力検査には「時間と労力はかかるにもかかわらず、結果の信憑性が得られない」をあげています。

(2) 幼児の視力検査を工夫する

幼児期に大切であり、また、法律でも規定されている視力検査の実施が少ない原因が、前述のように「時間・労力がかかり、結果に信憑性がない」ことであるならば、幼児の視力検査として「時間や労力がかからなく、また結果にも信憑性がある」視力検査を考えていく必要があります。

以下では、そのような方法を第4章で提案をしたいと考えていますが、その前に、視力検査で一般に使用しているランドルト環の視力検査が幼児に使用できるかを検討することにします。

2 ランドルト環での視力検査

1) 視力と視力検査

視力とは「物体の存在や形態を認識する眼の能力」です。物体の形態を認識する尺度には、次の4つがあります。
① 1点または1線を認める閾値「最小視認閾」
② 2点または2線を識別できる閾値「最小分離閾」
③ 文字を判読できる「最小可読閾」
④ 2本の直線の位置のズレを識別できる閾値「副尺視力」

これら4つのうち、どの尺度を用いるかにより、視力検査に使う視標が異なってきます。

具体的には、1点を認める「点視標（ドット視標）」、基本図形（○△□）、絵視標、文字や数字、じゃんけん視標、ランドルト環などがあります。

2）ランドルト環

1909年の国際眼科学会において、「最小分離閾」を示すランドルト環を国際標準視標として用いることを決めました。

標準ランドルト環は、環の太さと切れ目の幅が外径の5分の1と決まっています。そして外径7.5 mm、太さと切れ目の幅がそれぞれ1.5 mmのランドルト環を視力1.0のランドルト環視標と定めています（図22参照）。この視標の切れ目を5 m離れて判別できれば視力1.0となります。

「1.0の視力に相当する視標」を、各部分同じ割合で、大きくしたり、小さくしたりしていろいろの視標を作り、0.1から1.2、あるいは2.0にいたる視力を測定します。

日本でも、1909年以来、視力検査の視標としてランドルト環を用いてきました。

3）幼児の視力検査でもランドルト環がよい

湖崎克眼科医らは、三歳児眼科健康診査（1970年実施）において、ランドルト環と基本図形（○△□）を使った視力検査を行い、視力検査可能率を比較しています。その結果、基本図形を使った視力検査の方がランドルト環を使った視力検査よりも、検査成功者数が多かったと報告しています。

基本図形は、上下でも水平でも、対称性がある図形なので、「認識に差がない」ことから、低年齢児に対する刺激としてなら使い勝手が良いといえます。しかし、基本図形は形態の識別であり、最小分離閾の検査ではありません。視力検査では「視知覚のどの部分を測っているか」を知って、視

2 ランドル卜環での視力検査

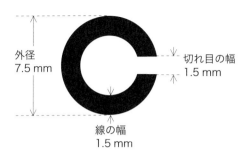

図 22　標準ランドルト環

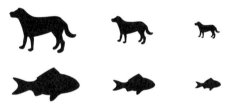

図 23　絵視標の例

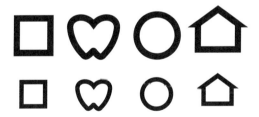

図 24　基本図形の視標の例

図 25　ドット視標の例

標を使い分けねばならないのです。

　丸尾敏夫眼科医らは、「平成3年度厚生省心身障害研究課題」として「ランドルト環と絵視標の差」をとりあげ、ランドルト環と絵視標で差の出る頻度と正確な視力・屈折度を検討しています。

　それによると、ランドルト環の特異度は82.03％であり、敏感度は83.33％でした。一方、絵視標の特異度は67.83％、敏感度は85.00％でした。この検証に基づき、ランドルト環は「視力の定義に則した視標」であり、知的要素や視経験の介入する絵視標よりも「ランドルト環の方が、精度が良い」と結論づけています。

　森実秀子眼科医らの推奨する点視力（ドット視力）についても、大阪市の調査で、2歳児から4歳児を対象に近見視力検査を実施しています。そして、ドット視標は「検査可能年齢は低くなるが、精度が低い」として、3歳児の視力検査には適切でないと報告をしています。

　これらの先行研究は、国際視標のランドルト環を用いた「最小分離閾」をみる視力検査が正確であることを立証しています。

　三歳児健康診査では、視力検査の成功率をあげるために絵視標を使っている地方自治体が多いのですが、結果の信憑性のためには、ランドルト環を用いた視力検査を行った方がよいのではないでしょうか。

第4章 すべての子どもに近見視力検査を

1 近業中心の現代社会

1）現代社会では近業が増えている

　近業とは、手を伸ばした範囲内での作業をいい、読書、料理、パソコン作業、楽器演奏などの作業が該当します。幼児の場合は、折り紙や切り絵、積み木、お絵描き、玩具遊びなど、日常生活の大半が近業にあたります。

　幼児のなかには、幼稚園入園に向けて「お受験」のための受験勉強を始める子どももいます。早い子は、小学校から受験戦士となり、眼を酷使する受験戦争は大学入学まで続きます。

　さらに、老若男女に人気がある「携帯用ゲーム機やスマートフォンでのゲーム」も近業にあたります。

2）パソコンの普及とインターネットの利用状況

　パソコンの普及　平成7年頃から普及し始めた商業用パソコンは家庭にも侵入し、平成21年には90％ちかくの家庭がパソコンを保有するようになりました。パソコンは仕事だけでなくプライベートにおいても必需品になりました。

　近年、パソコン保有率は減少傾向をみせていますが、パソコンと同じ機能を有するテレビ、スマートフォン、テレビゲーム機、タブレット型端末の保有家庭が増加しています（総務省『平成24年通信利用動向調査』）。

　インターネットの利用状況　生まれたときからあるいは物心つくころからインターネットやパソコンが普及している環境で育った世代をデジタルネ

イティブ世代とよんでいます（『大辞林』）。20代以下がデジタルネイティブ世代に該当します。

総務省の『平成25年情報通信メディアの利用時間と情報行動に関する調査報告書』による「インターネット利用」状況（割合）は、平日の場合、10代は、登校前の朝7時台が17.6%、放課後上昇し22時台には33.1%と、放課後の利用率が高くなっています。20代は、昼のピーク時34.3%、夜のピーク時40.1%、その後、深夜に至るまで35%と高率で、他のすべての年代より利用率は高くなっています。一方、休日の場合、20代は、日中も使用しているが、20時台から24時台は35%以上と高率です。10代は日中の利用率が高いといえます。

デジタルネイティブ世代は、他の年代よりも利用率が高いのですが、60代以上を除くと、他の年代もインターネット利用率は高くなっています。プライベートでの利用者が多いことがうかがえます。

VDT作業の増加　情報端末を利用する作業をVDT（Visual Display Terminals）作業といいますが、VDT作業は新たに眼を酷使する近業に加わりました。

前述の調査は、家庭でのインターネット利用率ですが、この家庭でのインターネットの利用は、当然、VDT作業です。また、社会人は勤務先でのVDT作業の機会が多くなっています。

今後、子どもについては学校でのVDT作業の増加が予想されます。政府はICT（Information and Communication Technology）教育を推進し、「2019年度までに、全ての児童生徒に情報端末を配備する計画」を打ち出しているからです。

大人も子どもも、会社で、学校で、家で、VDT作業に明け暮れる生活をおくるようになります。

VDT作業では、「まばたき」が抑制されるために、眼の表面は乾燥して、

1　近業中心の現代社会

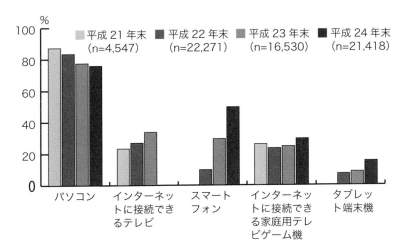

図26 情報端末世帯別保有率（総務省『平成24年通信利用動向調査』による、加筆：髙橋ひとみ）

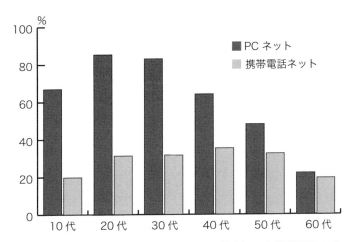

図27 年齢別インターネット利用状況（総務省『平成25年情報通信メディアの利用時間と情報行動に関する調査報告書』による、加筆：髙橋ひとみ）

涙の層は不安定になり、視力は低下します。「まばたき」で目を閉じるとき、涙は角膜や結膜を潤し、角膜の表面をまんべんなく覆います。角膜の表面を平滑にして、レンズの機能を高めています。ドライアイなどで涙の膜が崩れると、角膜の表面は平滑でなくなり、網膜の中心窩に像を結びづらくなります。

　厚生労働省は「VDT作業における労働衛生管理のためのガイドライン」を制定し、VDT作業種類および作業時間によって作業者を区分し、その区分に応じて健康診断を受診するよう推奨しています。この健康診断の視力検査の項目には、5m視力検査すなわち遠見視力検査と近見視力検査が明記されています。

　現在、学校の視力検査では、遠見視力検査のみが行われていますが、ICT教育を推進するなら、学校でも遠見視力検査と近見視力検査の両方を行うのが望ましいと考えます。

　今後、近見視力検査により近見視力不良者を発見し対処しなければ、能率よくVDT作業を進めることはできません。

3）IT眼症

　「IT（Information Technology）機器を長時間あるいは不適切に使用することによって生じる目の病気、およびその状態が誘引となって発症する全身症状」をIT眼症といいます。

　IT眼症の症状は眼精疲労により、像がぼやける、物が二重に見える、眼のまわりが痛い、眼が重い、こめかみが痛い、目が開けられない、頭が痛い、吐き気がする等があります。

　子どもが接するIT機器には、テレビ、テレビゲーム、モバイルゲーム機、パソコン、タブレット型端末などがあります。日本眼科医会が病院の待合室で聞き取り調査をした結果によれば、テレビ以外のIT機器を子ど

もも盛んに使っており、大人と同じようなIT眼症を訴える子どもの増加を危惧しています。

そのため、日本眼科医会は、子どもはIT眼症の症状を、自分から早期に訴えることはないから、周囲の大人が子どもの視行動から気づくとともに、長時間の利用をさせないようにと呼びかけています。

2　幼児の視力検査の重要性

1）理想は3歳からのスクリーニング

　低年齢ほど弱視の治療効果は大きいといえます。

　3歳で視力不良を発見し治療をすれば、小学校入学までに弱視治療を終えることができます。義務教育を視力不良による負担なく開始することができます。

　6歳頃までは視機能の発達からみて、視力の改善が期待できます。もちろん、6歳を待つまでもなく、もっと早い時期に発見する方が良いことは言うまでもありません。低年齢で発見・治療をすれば、幼児期から視力不良による負担はなく、日常生活を送ることができるようになります。

　湖崎克眼科医の著書に『六才ではおそすぎる目の健康』があります。さらに、氏の著書『目のはたらきと子どもの成長』には、「六歳ではおそすぎる、さらに、三歳でもおそすぎるという話をしてみよう」と記しています。

　大阪市立小児保健センター所長として、長年「小児の眼の健康」に関する研究実践を行ってきた湖崎の主張は「遅くとも、三歳児健康診査で視力検査を受けることが、子どもの眼を守るために必要だ」です。

　しかしながら、すでに何度も繰り返してきたように、幼稚園でも保育所

でも三歳児健康診査でも、さらには就学時健康診断でも、視力検査の実施率は低いのが実情です。

2）大切な視力検査

　幼児健康診査において、眼の疾病や異常のうち白内障・眼瞼下垂・斜視などは、眼科医以外の医師や保健師・視能訓練士でも発見できる可能性は高いのですが、幼児に多い遠視・乱視などの屈折異常の発見は難しいでしょう。幼児には遠視や斜視を原因とした弱視が多く、しかも片眼性弱視が多いという現状を考えれば、幼児健康診査では、片眼ずつの視力検査が必要です。

　「両眼に異常や疾病がある」と、周囲の大人は幼児の視行動から気づくことが多いのですが、「片眼のみの異常や疾病」の場合は、周囲の大人も気づきにくいのです。その理由は、ふつう、両眼で物を見るから、「視力良好眼」が「視力不良眼」をカバーして「見えてしまう」のです。そのため、「視力不良眼」に気づかない場合が多いのです。

　子どもは「しだいに見えるようになります」。したがって、「ハッキリ見えた」経験のない子どもは、異常に気づかないから自分からは訴えません。周囲の大人は、「両眼では見えている」ので、幼児の「視力不良眼」には気づきません。

　すでに述べたように、「視力不良眼」に気づかないままに6歳を過ぎると、視神経の回路の形成期が終了し、「視力不良眼」の視神経の回路は形成されません。すなわち、片眼性弱視になってしまいます。

　片眼性弱視を防ぐために、自覚的視力検査が可能になる3歳児からの視力検査（三歳児健康診査・幼稚園健康診断・保育所健康診断）で丁寧な片眼ずつの視力検査が必要で、これを行えば、早期発見が可能となり、早期治療につながります。

3）大切な視力検査なのに

　すでに述べたように、三歳児健康診査・幼稚園健康診断・保育所健康診断では、「母子保健法」「学校保健安全法」「児童福祉法」（「学校保健安全法に準ずる」）等の法律によってスクリーニングとしての視力検査の実施が規定されています。法律で決められているにもかかわらず、幼稚園や保育所、自治体が実施しないのは何故なのでしょうか。
　法律を守らなくても（違反しても）、罰則規定がないからでしょうか。
　また、厚生労働省や文部科学省は通知を出していますが、それでも実施されないのは、何故なのでしょうか。
　一方、保護者は、「視力検査の実施は法律で規定されているのに行われていない」ことを知ったうえで、納得しているのでしょうか。
　三歳児健康診査の場合、健康診査会場で視力検査を行っても、「時間がかかり」しかも「視力検査の結果に信憑性がない」ので、「検査会場でスクリーニングとして視力検査を行うよりも、保護者が自分の子どもの視力検査をするなら、時間に関係なくやるであろう」と考え、視標を家庭に送付し、保護者に任せることにしたと推察されます。もちろん、保護者が我が子の視力検査を確実に正確に実施し、問題があれば三歳児健康診査会場で担当医に診察をしてもらうなら、弱視予防につながるかもしれません。しかしながら、家庭での保護者による視力検査実施のハードルは高いと考えます。
　そこで、次節では、「時間や労力がかからなく、また結果にも信憑性がある」視力検査方法について解説します。

3　3歳児の近見視力検査の試みと成果

1）3歳児の近見視力検査の試み

(1) 現行の視力検査の問題点

　前述したように、法律で義務づけられているにもかかわらず、多くの自治体、幼稚園、保育所では視力検査が行われていません。

　繰り返しになりますが、その理由を再確認します。まず第1点として、幼児の視力検査なのに「遠見視力検査をしている」ことがあげられます。遠見視力検査が適切と考えているのでしょうか。「子どもは近くから見える」ようになり、しかも「近くの方が注意集中はしやすい」のですから、遠見視力検査よりも「30 cm の距離で実施する」近見視力検査の方が、検査成功の可能性が大きいのです。幼児期、「近くがハッキリ見えている」なら視機能面での心配はありません。

　2点目は、「視力検査で一般に使用しているランドルト環の切れ目（C）」を幼児が「答える」のは困難だからです。ランドルト環は「世界標準視標として視力の定義に則している」が、幼児では検査成功率は低いのです。具体的には、「開いているところを教えて？」と尋ねると、多くの幼児は「切れ目でなく真中（C）」を指差します。そこで、幼児の理解力を考慮して、絵視標が使われることが多いのです。ところが、絵視標は「検査の成功率はランドルト環よりも高い」のですが、被検査者の知的要素や視経験が大きく影響します。文字や絵を用いた視力検査も「最小可読閾」の検査であり、知能・経験が影響するので視力検査の視標としては不適当です。

　こうした意味で、前述したようにランドルト環は「最小分離閾」の検査として正確であり、幼児の視力検査でも、その使用が望ましいのです。

（2）ランドルト環を絵視標として使う

　そこで、ランドルト環を絵視標に見立てる方法を考えました。具体的には、ランドルト環を「一口かじられたドーナツ」に見立てる方法です。

　幼児に「ランドルト環の切れ目」を理解させることが必要です。そこで、「ランドルト環の切れ目」＝「ドーナツのかじられた箇所」のイメージを持たせようと、『たべたのだあれ？』という近見視力検査練習用の絵本を作成しました。

　絵本には、ウサギ・ゾウ・キリン・パンダが、「ドーナツを一口かじった」場面があります。「ドーナツのかじられた箇所」の最も近くにいる動物が「ドーナツをかじった」と思わせます。

　絵本の後半では、「一口かじられたドーナツ」を（90度・180度・270度）回して、「たべたのだあれ？」クイズをして遊びます。いつの間にか「一口かじられたドーナツ」が「ランドルト環」に変わっても答えられるようになります。親子や兄弟、友達と「クイズ遊び」で楽しみながら、自然に視力検査の練習ができます。

　家で、幼稚園・保育所で、十分に遊び、「一口かじられたドーナツ」のランドルト環に慣れてから、幼稚園・保育所および幼児健康診査会場で視力検査を受けます。視力検査でも、絵本と同じく「たべたのだあれ？」クイズをします。

（3）視標提示パネル

　幼児の眼前 30 cm にランドルト環を提示するための視標提示パネルを作成しました（図28～図30 参照）。視標提示パネルは、絵本と同じ図柄であり、幼児は家で遊んだ「クイズ遊び」の続きとして視力検査を受けます。幼児は喜んで視力検査を受けるので、短時間に正確な視力検査ができ

ます。

(4) 視　　標

　視標提示パネルに空けた正方形（9 cm×9 cm）の中央に提示する視標を4種類用意します。練習用の「一口かじられたドーナツの絵」（図34参照）と近距離単独視標「0.3」「0.5」「0.8」です。なお、「一口かじられたドーナツの絵」は、あくまで練習に使用するもので、視力値を測るものではありません。

　3歳児対象にスクリーニングとして実施する視力検査は短時間に実施する必要があります。そこで、湖崎らの先行研究「幼稚園児の視力について」（『臨床眼科』20、1966）を参考にして、3歳以上の近見視力基準値を「0.8」にし、3歳未満用として「0.5」、練習用として「0.3」の視標を作成しました。

　1枚の視標には、ランドルト環の切れ目が「上・下・左・右」一連になっており、引っ張って、順不同に提示できます。

　まず、視標「0.3」を提示し、4方向のうち3方向が答えられたら「見えている」と確認できるので、視標「0.5」へ進み、それも「見えている」のなら、視標「0.8」で検査します。

　視標「0.3」が「見えない」「答えられない」時は、「一口かじられたドーナツの絵」で再度練習します。「1眼でも0.8未満」および「答えられない」幼児は、後日、二次検査を行います。詳細は、資料「幼児の近見視力検査の方法（65ページ）を参照して下さい。

2）3歳児の近見視力検査の成果

　前述した幼児の簡易視力検査を幼稚園や保育所で実施してきました。ここでは、最初に行ったA幼稚園での実施方法と成果を報告します。

〈幼児の近見視力検査の方法〉
◆アゴ乗せ台にアゴを置き、眼と視標を水平にします。
◆眼前 30 cm に視標を提示します。
◆視標提示パネルの穴（正方形）の中央に視標を提示します。
◆絵本と同じく「たべたのだあれ？」のクイズとして視力検査をします。
◆両眼視力、右眼視力、左眼視力の順に近見視力検査をします。
◆近見視力の基準値「0.8 未満」の幼児と検査不可者は、後日、2 次視力検査をします。
◆2 次視力検査の結果、「1 眼でも 0.8 未満」者には、念のため眼科医院受診を勧めます。

1　両眼視力検査

①「0.3」の視標を引っ張って、「上・下・左・右」順不動で提示し、「たべたのだあれ？」と尋ねます。
4 方向（上・下・左・右）のうち 3 方向合っていれば「見えている」と判定します。
「分からない」時は次へ進み、あとで再度試みます。
②「0.5」の視標を引っ張って、「上・下・左・右」順不動で提示し、「たべたのだあれ？」と尋ねます。
判定方法は上と同じです。
③「0.8」の視標を引っ張って、「上・下・左・右」順不動で提示し、「たべたのだあれ？」と尋ねます。
判定方法は上と同じです。

2　右眼の視力検査

両眼視力検査と同じ方法で「0.3」「0.5」「0.8」の視標を使って視力検査をします。
①「0.3」の視標を使って検査をします。
②「0.5」の視標を使って検査をします。
③「0.8」の視標を使って検査をします。

3　左眼の視力検査

両眼視力検査と同じ方法で「0.3」「0.5」「0.8」の視標を使って視力検査をします。
①「0.3」の視標を使って検査をします。
②「0.5」の視標を使って検査をします。
③「0.8」の視標を使って検査をします。

第4章　すべての子どもに近見視力検査を

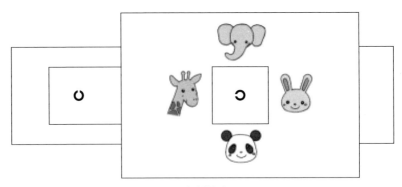

図28　視標提示パネル

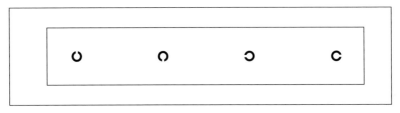

図29　視標提示パネルの中央に提示する4方向のランドルト環

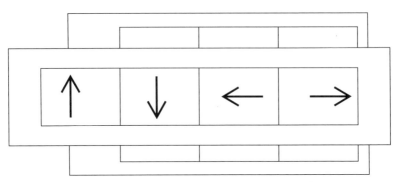

図30　視標の裏面にランドルト環の切れ目を示す矢印

3　3歳児の近見視力検査の試みと成果　　　67

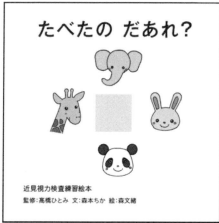

図 31　絵本『たべたのだあれ？』

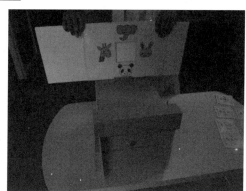

図 32　視標提示パネル（撮影：三木彰）

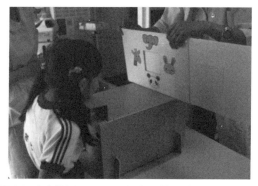

図 33　視標提示パネルで近見視力検査（撮影：三木彰）

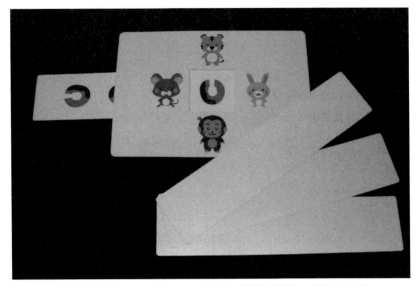

図34 視力検査キット『たべたのだあれ』(湖崎克監修、髙橋ひとみ作、写真提供：半田屋商店、写真の「一口かじられたドーナツの絵」は練習用に使用するものです)

(1) 3歳児の近見視力検査の実施方法

検査時期と検査対象者、検査方法は以下のとおりです。

検査日：2014年7月4日

対象者：A幼稚園の3歳児96名（男児：49名　女児：47名）

検査方法：

(1)「2週間前に、全幼児（3歳児）に絵本を無料提供します。

保護者宛には、①「近くが見えるかの検査」説明書兼生活調査書、②「絵本の使い方」の通知文を出します。生活調査書は、幼児が検査当日に検査者に提出します。

(2) 視力検査では、幼児を数人のグループに分け、検査前に幼児は手のアルコール消毒をします。

「近くが見えるか」の視力検査をします

子どもは、しだいに見えるようになります。
「ハッキリ見えなく」ても、自分からは言いません。
眼に異常や疾病があると、「ピントを合わせる」ことができないので、「ハッキリ見えません」。
「ピントを合わせる」ことによって、眼から脳への視神経の回路が作られます。
個人差はありますが、6歳頃にはこの回路の形成は終了します。
この回路がつくられないと弱視になります。
低年齢ほど治療の効果は上がります。
幼児期には、「近くが見えている」なら心配いりません。
小学校に入学してからは、近視が増えるので「遠くが見えるか」の検査が必要です。
お子様の日常生活の観察に基づき、以下の質問にお答えください。
データはすべて統計処理をし、個人情報は外に出ることはありません。
結果は後日お知らせします。
ご協力方よろしくお願いします。

〇〇〇〇年 〇〇 月
〇〇〇〇〇幼稚園園長 〇〇〇〇〇

年齢(歳 ヶ月) 性別(   ) 氏名(   )

1	3歳児健康診査会場で視力検査を受けましたか	はい	いいえ
2	眼科医院で視力検査を受けたことがありますか	はい	いいえ
3	テレビやテレビゲームを1日2時間以上しますか	はい	いいえ
4	絵本・まんがを見る（読む）のが好きですか	はい	いいえ
5	ぬり絵・積木など手先を使う遊びは好きですか	はい	いいえ
6	物にぶつかることがよくありますか	はい	いいえ
7	横目でものを見ますか	はい	いいえ
8	平日の睡眠時間は何時間くらいですか	約( )時間	
9	休日の睡眠時間は何時間くらいですか	約( )時間	
10	休日の外遊びの時間は何時間くらいですか	約( )時間	

〈以下書き込み不要です〉

遠見視力	右眼( )	両眼( )	左眼( )	近見視力	両眼( )	右眼( )	左眼( )

図35 「近くが見えるかの検査」説明書兼生活調査書

(3) 両眼視力、右眼視力、左眼視力の順に近見視力検査をします。視力検査は、絵本と同じく視標提示パネルの中央に出てくる視標を、周囲の動物の誰が食べたかを尋ねるクイズとして行います。

(a) まず、両眼視力検査をします。

① 「0.3」の視標を、「上・下・左・右」順不同に提示し、「たべたのだあれ？」と尋ねます。

4方向（上・下・左・右）のうち3方向が合っていれば「見えている＝可」とします。

「答えられない」「見えない」ときは、「一口かじられたドーナツの絵」で練習し、再度「0.3」視標で試行します。

② 「0.5」の視標を、「上・下・左・右」順不同に提示し、「たべたのだあれ？」と尋ねます。

判定方法は上と同じです。

③ 「0.8」の視標を、「上・下・左・右」順不同に提示し、「たべたのだあれ？」と尋ねます。

判定方法は上と同じです。

(b) 右眼の視力検査をします。

幼児は、左手で左眼を隠します。

上記、両眼視力検査と同じ方法で「0.3」「0.5」「0.8」の視標を使って視力検査をします（判定方法も両眼の場合と同じです）。

① 「0.3」の視標を使って検査します。

② 「0.5」の視標を使って検査します。

③ 「0.8」の視標を使って検査します。

(c) 左眼の視力検査をします。

幼児は、右手で右眼を隠します。

上記、両眼視力検査と同じ方法で「0.3」「0.5」「0.8」の視標を使って

3　3歳児の近見視力検査の試みと成果　　71

視力検査をします（判定方法も両眼の場合と同じです）。

① 「0.3」の視標を使って検査します。

② 「0.5」の視標を使って検査します。

③ 「0.8」の視標を使って検査します。

(4) 近見視力の基準値「0.8」が判別できなかった幼児（「1眼でも0.8未満」）と「視力検査不可」になった者は、後日、2次視力検査をします。

(5) 2次検査の結果、「1眼でも0.8未満」の幼児には眼科医院受診を勧めます。

(2) 3歳児の近見視力検査の検査結果

検査結果は以下のとおりでした。

今回の3歳児の視力検査において、視力検査ができなかった幼児の割合は2.1%（2人）でした。視力検査の結果、3歳児の視力基準値「0.8」未満は、両眼視力では1.1%（1人）、右眼視力は3.2%（2眼）、左眼視力は3.2%（2眼）でした。

そして、視力検査の時間は、平均1人につき約20秒でした。

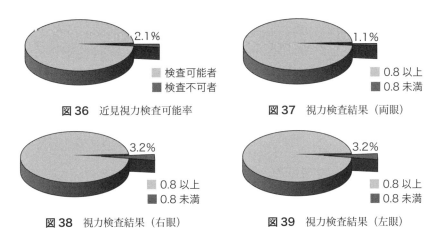

図36　近見視力検査可能率　　図37　視力検査結果（両眼）

図38　視力検査結果（右眼）　　図39　視力検査結果（左眼）

(3) 3歳児の近見視力検査の検証結果分析

検証結果分析は次のとおりです。

視力検査の2週間前に、絵本『たべたのだあれ？』を3歳児（96人）に配付しました。保護者には「近くが見えるかの検査をする」説明書兼生活調査書を配付し、「2週間、家族でクイズ遊びをする」ように協力依頼をしました。

2週間後の視力検査では、幼児は、家で遊んだ「クイズ遊び」の続きとして、「ランドルト環の視力検査」を受けました。最初の1人は、大きい視標「0.3」で練習しましたが、幼児の自信に満ちた回答から練習は不要であると考えました。2人目からは「0.5」の視標で視力検査をしました。予想通り、「0.5」の視標から始めても問題はありませんでした。その結果、検査時間は平均1人10秒〜20秒という短時間で終えることができました。

言葉を発しない幼児には、動物を「指差し」てもらいました（1人）。

ランドルト環で近見視力検査ができなかった幼児は、知的障害を有する2人でした。

すなわち、検査成功率は97.9%（94人）でした。先行研究のどの検査成功率よりも高率でした。

4　すべての子どもに学習の機会を

1）学校の視力検査

(1) 学校の視力検査の歴史

1885年、大日本教育会の常会において「学校で毎年視力検査を実施しよう」との提言があり、これを受けて、1888年に「活力検査訓令」が制

定されました。その背景は「教室のどこから見ても黒板の文字が見える視力が必要である」ということで、学校健康診断で遠見視力検査が行われるようになりました。1897年の「学生生徒身体検査規程」公布、1958年の「学校保健法」公布、その後、3回（1978年・1992年・1995年）の「学校保健法施行規則」の一部改正、2009年の「学校保健安全法」施行に際しても、「学校保健安全法施行規則」の第6条第4項に示された視力検査についての変更はなく、遠見視力検査が行われてきました。なお、1978年から視力検査の視標がランドルト環のみになりました。

(2) 学校では遠見視力検査のみ実施

「学校保健安全法施行規則」の第6条第4項においては「視力検査を行う」ことが定められています。その方法や技術的基準は『児童生徒の健康診断マニュアル』に示されています。そこには、「教室のどこから見ても黒板の文字が判読できる視力が必要である」との考えから、「眼前5ｍの視標を判別する方法（＝遠見視力検査）」のみが記述されており、そのため、教育現場では遠見視力検査しか行われてきませんでした。

幼児の近見視力検査は「弱視予防」が目的でした。小学校以上は弱視予防には遅すぎる年齢ですが、軽度の遠視性屈折異常や調節機能不良を発見し、「効率よく学習する」ことが目的です。「教科書やノート、パソコン画面の文字」を見るためには「0.8以上」の近見視力が必要だからです。

(3) 学校での視力検査の目的

「すべての子どもに学習の機会を保障する」ことが学校の視力検査の目的です。そのためには「視力に問題を持つ」子どもが、公平に学校教育を受けられる環境を準備しなければなりません。

近年、「黒板を中心とした遠見主体」の学習形態から「VDTを使った

近見主体」の学習形態へと変化してきました。政府はICT教育を推進し「2019年までにはすべての児童生徒に情報端末を配布する」計画です。学校教育を円滑に進めるためには「黒板の文字を判読できる遠見視力」に加えて、「本やパソコン画面の文字を判読できる近見視力」が必要です。「遠くが見えにくい」子どもは「5mの距離」で行う遠見視力検査で発見できます。しかし、「近くが見えにくい」子どもは「30cmの距離」で行う近見視力検査でないと発見できません。

すべての児童生徒に情報端末を配布するだけでは、ICT教育を順調に進めることは困難です。

(4) 学校健康診断の項目の見直し

文部科学省は、視力検査も含めた学校健康診断項目の見直しを10年ごとに行っています。2012年5月に「今後の健康診断の在り方等に関する検討会」を設置し、日本子ども家庭総合研究所所長の衞藤隆（東京大学名誉教授）が座長を務めました。衞藤は「視力を含むすべての健康診断項目について、学校保健安全法第一条で『学校教育の円滑な実施とその成果の確保に資することとする』とされる目的にかなうよう合理的な検討が行われることを期待している」と述べています。

また、ICT教育推進という時代の流れをくんで『学校保健マニュアル改訂8版』（衞藤隆編）には、視力検査の項目に「近くが見えにくいことが学習に支障をきたすこともあり、近年、児童生徒における近見視力測定（30cmの距離）の必要性も示されている」と記述されています。

このように、近年では、近見視力測定の必要性も徐々に認識されはじめています。

2）学校健康診断での視力検査の重要性

(1) 視力検査の事後措置

　学校では「毎学年定期に視力を検査する」（「学校保健安全法」および「学校保健安全法施行規則」）ことになっています。その方法や技術的基準を示した『児童生徒の健康診断マニュアル』には、「学校における視力検査は、学習に支障がない見え方（視力）であるかどうかの検査である」と明記しています。学習をする上で支障となる視力の障害ないし状態を、学年当初に把握し、異常や疾病の疑いがある子どもには医療機関を受診できるようにすることが健康診断時に行う視力検査の目的です。そのため、学校の視力検査で「1眼でも1.0未満」の子どもは「視力不良者」として、事後措置により医療機関での受診が勧告されます。

　視力検査は、眼に関する最大の情報を与えてくれます。眼の多くの異常や疾病は、視力障害として現れるからです。眼科医院でも、あらゆる予備検査の第一歩として、まず視力検査が行われています。その後、視力不良の原因発見に向けて必要な精密検査が行われます。視力障害の原因を発見し、原因にあった治療を行い、視力の改善を図るためです。

(2) 視力検査と精密検査

　第1章でも述べたように、外界からの光情報は、水晶体の厚さを調節して網膜上に像を結びます。網膜の細胞は光情報を電気信号に変え、視神経を通じて脳の視中枢に情報を送ります。視中枢が、この情報をもとに像を認識します。したがって、外界との接点である角膜から脳の視中枢に至るまでの経路のどこかに異常があれば視力障害を起こします。

　スクリーニングとしての視力検査は「角膜から視中枢までの経路が正常であるか」を調べる検査といえます。そして、「見えにくい」場合は、経路

のどこに異常があるかを発見するために精密検査を行います。それでも、原因が発見できなければ、次に予想される原因発見のための精密検査を受けることになります。

(3) すべての子どもに近見視力検査を

　毎年、『学校保健統計調査報告書』（文部科学省）において、遠見視力不良者の増加が大きく採りあげられています。これが示すように、小学校入学後には遠見視力不良者（後天性近視系屈折異常）が激増しています。

　一方、近年、携帯ゲームや携帯メールを長時間行うことによって、近見視力不良者が増加傾向にあります。

　今後、ICT教育の推進により、情報端末機を使った授業が行われるようになると、近くを固視することにより、調節不良の子どもが増えることが予想されます。

　大人の場合は、VDT作業従事者の増加、作業時間の増加に対処するために、厚生労働省は「VDT作業における労働衛生管理のためのガイドライン」を制定し、健康診断の受診を推奨しています。健康診断の項目には、遠見視力検査（5m視力の検査）と近見視力検査があります。

　これに対し、子どもの場合は無策です。ICT教育を円滑に進めるには、スクリーニングとしての近見視力検査の実施が必至です。IT眼症や近見視力不良の子どもが増加してからでは手遅れです。

　一般に、「遠くが見えれば近くも見える」との思い込みがあり、「遠くを見る」視力の検査しか行われていません。しかし、「遠くを見るとき」と「近くを見るとき」の眼の仕組みは異なります。したがって、「遠くが見えるから近くも見える」とは限りません。「近くが見えているか」を確認するためには、遠見視力検査では対応できず、近見視力検査をしなければなりません。

さらに、「学童期には遠見視力不良者が増加し、発見された遠見視力不良者は事後措置として医療機関を受診するから近見視力不良も発見され対処される」と考えられ、学校の健康診断において、「近くを見る視力検査」の導入が困難を極めています。

(4) 幼児期から児童期へ繋げる近見視力検査

これまでみてきたように、三歳児健康診査でも、幼稚園や保育所の健康診断でも、さらには就学時健康診断においても、視力検査はなおざりにされてきました。この時期の視力検査の目的は、主として弱視の子どもを出さないためです。

そして、義務教育が開始してからは「学校教育を円滑に進める」ことを主たる目的として、視力検査が行われています。

ところが、現在、視覚発達にとって大切な幼児期の視力検査においても、小学校以降の視力検査においても、遠見視力検査しか行われていません。乳幼児期に多い屈折異常は、遠視系屈折異常です。遠視系屈折異常を発見するためには「近くが見えるか」の近見視力検査が適しています。遠視系屈折異常は、遠見視力検査では見逃がされやすいのです。そして、幼児期に発見されなかった軽度の遠視系屈折異常は、弱視にはならなくても、小学校入学後も発見されません。

遠視系屈折異常は、遠くを見る時も、近くを見る時も、焦点を合わせられません。中等度・強度の遠視系屈折異常は、遠見視力検査で発見できる可能性はあります。しかし、軽度の場合は、子どもは眼の調節力が大きいから調節して「見えてしまう」ので発見できません。そして、余分に調節して「見えている」から、眼の負担は大きく、疲れやすいので、学習能率はよくありません。

一方、近視系屈折異常の場合は、焦点を合わせられる地点があるから弱

視になる心配はなく、小学校入学後には遠見視力検査で発見されます。

　すでに述べたように、学校の視力検査は「すべての子どもに学習の機会を保障する」ために行われる必要があります。遠見視力不良者も近見視力不良者も公平に視力不良による負担なく、学校教育が受けられるようにしなければなりません。ところが、現行の視力検査は遠見視力検査しか行われていないために、遠見視力不良者（主に近視系屈折異常者）しか発見できていません。近見視力不良者（軽度の遠視系屈折異常者）は、検査すら受けることなく、自分が近見視力不良であることすら知らないで、一生を終えることにもなります。

　子どもたちが生まれてきてよかったと思える社会にすることは、私たち大人の役目です。そのためにも、自覚的視力検査が可能になる3歳以降の視力検査では近見視力検査の実施が必要です。そして、近視系屈折異常が増加する小学校期以上は、近見視力検査と遠見視力検査が必要です。小学校以上では、近見視力検査と遠見視力検査をしてもそれほど時間はかかりません。

　そうすることにより、弱視を予防し、能率よく学習することができ、快適な学校生活を送ることができます。

参 考 文 献

衞藤隆「近見視力検査の意義」,『心とからだの健康』(健学社), 188：9, 2013.
衞藤隆, 岡田加奈子編『学校保健マニュアル 改訂8版』「視力・眼科健診の概要」, 24-25, 南山堂, 2010.
小口芳久編著『小児眼科のABC——最新の診断・治療的アプローチ 第2版』, 日本医事新報社, 2003.
大鹿哲郎, 大橋裕一総編集『専門医のための眼科診療クオリファイ——屈折異常と眼鏡矯正』, 中山書店, 2010.
木下茂, 中澤満, 天野史郎編『標準眼科学 第12版』, 医学書院, 2013.
湖崎克, 他「3歳児健康診査における視力検査の検討」,『臨床眼科』, 24：211-217, 1970.
湖崎克, 他「検診車による学童視力屈折集団検診の試み」,『日本眼科紀要』, 86：955-964, 1982.
湖崎克, 他「小児屈折異常の矯正」,『日本眼科紀要』, 12：270-278, 1970.
湖崎克著『目のはたらきと子どもの成長』, 築地書館 (みんなの保育大学11), 1985.
湖崎克, 田淵昭雄編『新眼科スタッフハンドブック』, 南江堂, 2002.
湖崎克「幼稚園児の視力について」,『臨床眼科』20：661-666, 1966.
髙橋ひとみ著『子どもの近見視力不良——黒板は見えても教科書が見えない子どもたち』, 農文協, 2008.
髙橋ひとみ「養護教諭のための教育実践に役立つQ&A集」,『健康教室』(東山書房), 966：20-22, 2013.
髙橋ひとみ, 他「幼児の視力検査に関する一考察——3歳児からできる近見視力検査」,『桃山学院大学人間文化研究』, 2：1-18, 2015.
所敬, 山下敬子著『目でみる視力・屈折検査の進め方』, 金原出版, 2003.
所敬著『所教授の眼科レッスンQ＆A100——見えるとはなにか？』, 自由企画・出版, 2008.
所敬著『屈折異常とその矯正 改訂第6版』, 金原出版, 2014.
日本眼科医会監修, 井上治郎, 他著『医療従事者のための眼科学』, 医学書院, 2001.
日本眼科医会学校保健部 (宇津見義一, 植田喜一, 宮浦徹, 他)「平成20年幼稚園ならびに就学時の健康診断の実態に関するアンケート調査」『日本の眼科』80 (9)：1193-

1200, 2009.
日本眼科医会公衆衛生部（福田敏雄）「三歳児眼科健康診査調査報告（Ⅴ）―平成24年度―」,『日本の眼科』, 85（3）：296-300, 2014.
文部科学省スポーツ・青少年局学校健康教育課監修『児童生徒の健康診断マニュアル 改訂版』, 日本学校保健会, 2014.
根木昭, 他編『眼のサイエンス視覚の不思議』, 文光堂, 2010.
八木幸子著『めざせ！　眼科検査の達人　改訂2版』, メディカ出版, 2010.
不二門尚, 小島ともゑ著『目で見る両眼視機能の進め方』, 金原出版, 2001.
保坂明郎, 他「成熟新生児の眼所見, 屈折度, 特に体重との相関について」,『臨床眼科』, 56：774-778, 1962.
丸尾敏夫, 他「三歳児視覚検査の視力検査法の検討」（平成2年度厚生省心身障害研究「小児の神経・感覚器等の発達における諸問題に関する研究」), 96-101, 1992.
丸尾敏夫編, 久保田伸枝, 深井小久子著『眼科医と視能訓練士のためのスキルアップ』, 文光堂, 2002.
山本修一, 大鹿哲郎編『眼・視覚学――講義録』, メジカルビュー社, 2006.
山本節編『小児眼科・診療の最前線』, 金原出版, 2003.
弓削経一著『幼年弱視　第2版』, 金原出版, 1974.
若倉雅登, 他編『解決！　目と視覚の不定愁訴・不明愁訴』, 金原出版, 2006.

あ と が き

　本書は、「3歳からできる視力検査」の意義・有効性およびその方法を解説する本として執筆しました。

　本文中に何度も繰り返して書きましたが、子どもは成長につれてしだいに視力は発達し、見えるようになります。しかしながら、眼の異常や疾病があると順調に「見える」ようにはなりません。個人差はありますが、3歳までに両眼視機能は完成します。視神経の発達は6歳頃には終了します。したがって、この期間に眼の異常や疾病を発見し、治療を終えなければ、眼鏡を装用しても一定以上の視力は出ません。

　ところが、三歳児健康診査、保育所、幼稚園、さらには「最後の砦」である就学時健康診断での視力検査がなおざりにされています。そこで、幼稚園、保育所、保健所、教育委員会の関係者に「三歳児の視力検査の重要性」を再確認してもらいたいと思い、本書の執筆を考えたしだいです。

　教育現場や保育現場、三歳児健康診査において視力検査を実施しない理由としてあげている「時間がかかる」「労力がかかる」「検査結果に信憑性がない」の解決方法を模索しました。そして、世界標準視標である「ランドルト環（C）」を「一口かじられたドーナツの絵」に見立てる方法を考案しました。『たべたのだあれ？』絵本と視力検査キットです。

　幼稚園や保育所での検証において、「たべたのだあれ？」と尋ねると、子どもたちが喜んで答えてくれました。時間もかからず、自信をもって答えてくれます。検証を繰り返し、この方法なら教育現場や保育現場、三歳児健康診査でも受け入れられることを確信したしだいです。

　平成25年度科学研究費補助金交付による「学びのセーフティネット構

築の一環としての視力検査の充実に関する研究」（課題番号 25350865）の研究成果として地域社会に還元したいと考えました。

　本書の執筆に当たっては、東京大学名誉教授の衞藤隆先生に私学研修員としてお世話になり、研修後も共同研究者として健康教育学の分野から多大なるご指導をいただきましたことを深謝いたします。また、日本小児眼科学会初代理事長の湖崎克先生には、眼科学分野から多くのご指導ご助言をいただきました。特に、近見視力検査の基準値は、湖崎先生の長年の小児眼科医としての研究成果から導くことができました。具体的には、簡易近見視力検査に使用する3種類の視標です。「眼前の活字を判読する」のに必要な視力値「0.8」、3歳児未満の基準値「0.5」、そして練習用として「0.3」です。さらに、今回は「3歳からできる視力検査」なので、ランドルト環の「切れ目」が理解できない子のために「一口かじられたドーナツの絵」を追加しました。

　最初の絵本は、三歳児健康診査の通知書に同封できるミニ絵本「9 cm平方」でした。

　その後、視力検査の前だけでなく、子どもがいつでも手にとれるように本棚に置き、いつでも「当てっこ」遊びをして楽しんでほしいと考えました。日常、手に取って遊ぶことにより、イザ視力検査でも「当てっこ」遊びの続きとして、喜んで視力検査が受けられます。さらに、子どもたちが「当てっこ」遊びをするなかで、大人は子どもの視力の変化に気づくこともできます。

　本書で紹介した視標提示パネルは、医療機器メーカ「はんだや（（株）半田屋商店）」で販売しています。個人でも、幼稚園や保育所、三歳児健康診査、さらには医療機関においても使用できるようにと製造してくれました。

　宮崎洋一氏（創友）・森本千加氏（コッコサン）のご助力により出版した

ミニ絵本は、今後も三歳児健康診査を受ける幼児用（1人1冊）として役立つと考えています。ミニ絵本を使っての「幼児の視力検査」では、幼稚園や保育所職員・保護者・園児の皆様にご協力いただきましたことも感謝申し上げます。
　本書出版にあたっては自由企画・出版の佐藤滋子氏にお世話になりました。ここにお礼申し上げます。

　　　2015年1月25日

　　　　　　　　　　　桃山学院大学法学部健康教育学分野
　　　　　　　　　　　　教授　髙橋　ひとみ

湖崎　克（こざき　まさる）
大阪医科大学卒　医学博士
日本小児眼科学会初代理事長
湖崎眼科前理事長・前院長
元大阪市立小児保健センター所長
元日本弱視教育研究会副会長
日本眼科学会名誉会員、日本小児眼科学会名誉会員、日本弱視斜視学会名誉会員、日本眼光学会名誉会員、日本コンタクトレンズ学会名誉会員
他

髙橋　ひとみ（たかはし　ひとみ）
桃山学院大学法学部健康教育学分野教授
高知大学教育学部卒
2007年度東京大学大学院教育学研究科衞藤隆研究室私学研修員
2012年度金沢大学医薬保健研究域医学系藤原勝夫研究室私学研修員
現在、桃山学院大学にて、「健康科学概論」「子どもの遊びに関する諸問題」（演習）などを担当。専門は健康教育学分野で、長年近見視力をテーマにした研究に取り組んでいる。

3歳からできる視力検査
——眼のすこやかな発達のために

2015年3月20日　第1版第1刷発行

監修者　湖崎　克
著　者　髙橋　ひとみ
発行者　佐藤　滋子
発行所　自由企画・出版
　　　　東京都国分寺市南町3-5-3　伊東第1ビル1階
　　　　tel. 042-325-8931　fax. 042-325-8950
　　　　http://www.jiyukikaku.com/

Ⓒ　髙橋ひとみ　2015　　　印刷・製本／三秀舎
装幀・イラスト／清水理江
ISBN978-4-88052-017-9　　Printed in Japan